W0096181

Arzneidrogen-
profile

Beratungsempfehlungen
für die Apotheke

Beatrice Gehrmann
Wolf-Gerald Koch
Claus O. Tschirch
Helmut Brinkmann

alle Hamburg

2., vollständig überarbeitete
und erweiterte Auflage

DAV Deutscher Apotheker Verlag

Anschrift der Autoren

Dr. Beatrice Gehrmann
c/o Einhorn-Rats-Apotheke
Markt 10–12
25813 Husum

Dr. Wolf-Gerald Koch
Im Kamp 2
23863 Bargfeld-Stegen

Dr. Claus O. Tschirch
„Gode Wind" Apotheke
Elbgaustr. 112
22547 Hamburg

Dr. med. Dr. med. dent. Helmut Brinkmann
Keppler Str. 34
22763 Hamburg

Bibliografische Information der Deutschen Nationalbibliothek
Die Deutsche Nationalbibliothek verzeichnet diese Publikation in der Deutschen National-bibliografie; detaillierte bibliografische Daten sind im Internet unter http://dnb.d-nb.de abrufbar.

2. vollständig überarbeitete und erweiterte Auflage
ISBN 978-3-7692-5302-3

© 2011 Deutscher Apotheker Verlag Stuttgart
Birkenwaldstr. 44, 70191 Stuttgart
www.deutscher-apotheker-verlag.de
Printed in Germany
Satz: Dörr + Schiller GmbH, Stuttgart
Druck und Bindung: Kösel, Altusried
Umschlagabbildung: Mauro Sermariello/SPL/Agentur Focus
Umschlaggestaltung: Atelier Schäfer, Esslingen

Danksagung

Für die konstruktive und beratende Diskussion sowie die erklärende Zusammenfassung zu den verschiedenen Bewertungssystemen (Kommission E, ESCOP, WHO, HMPC) danken wir Frau Prof. Dr. Elisabeth Stahl-Biskup, Universität Hamburg auf das herzlichste.

Für die Bereitstellung von Literatur und Drogenmaterial danken wir vielmals der Einhorn-Rats-Apotheke, Husum und der „Gode Wind" Apotheke, Hamburg.

Für die erneut stete und vielseitige Unterstützung bei der Erstellung des Manuskriptes danken wir Herrn Dipl.-Ing. oec. Matthias Gehrmann recht herzlich.

Für die angenehme Zusammenarbeit danken wir dem Deutschen Apotheker Verlag und im besonderen Frau Luise Keller sowie Herrn Dr. Eberhard Scholz.

Vorwort

Die Autoren möchten auch mit der 2. Auflage der „Arzneidrogenprofile" den Apothekern, pharmazeutisch-technischen Assistenten sowie allen phytotherapeutisch interessierten Naturwissenschaftlern einen raschen Zugriff auf wichtige Informationen für eine qualitativ hochwertige Beratung bieten.

Durch den steigenden Wunsch nach mehr Arzneimittelsicherheit sowie bedingt durch arzneimittelrechtliche Vorgaben erhielten einige pflanzliche Arzneimittel keine Zulassung mehr. Diese Tatsache, Erfahrungen aus dem Apothekenalltag und neuere wissenschaftliche Erkenntnisse machten eine Überarbeitung des Kitteltaschenbuchs erforderlich.

Die Drogenauswahl erfolgte nach obigen Gesichtspunkten. Dabei wird dem interessierten Leser nicht entgehen, dass vereinzelnd die Benennung der Stammpflanzen von der Nomenklatur des Europäischen Arzneibuchs abweicht. Die Autoren haben sich bewusst an die aktuellen systematischen Bezeichnungen der Stammpflanzen nach dem neuesten „Zander – Handwörterbuch der Pflanzennamen" gehalten. Sämtliche Monographien wurden aktualisiert und erweitert. Die HMPC-Bewertungen mit Stand Juli 2010 wurden in die Drogenübersicht übernommen.

Zusätzlich wurde jedes Profil durch eine aktuelle Auswahl an Fertigarzneimitteln ergänzt. Bedingt durch zahlreiche und ständige Veränderungen auf dem Arzneimittelmarkt bleibt diese Auswahl natürlich subjektiv und unvollständig.

Es ist den Autoren wichtig, den Benutzer nochmals darauf hinzuweisen, dass hier nur eine Auswahl an Informationen wiedergegeben werden kann. Für zusätzliche Informationen müssen weiterführende Literatur oder Fach-Datenbanken hinzugezogen werden.

Wir wünschen Ihnen weiterhin viel Erfolg bei der Nutzung der Arzneidrogenprofile!

Das Autorenteam   Hamburg, im Herbst 2010

Inhaltsverzeichnis

1

Erläuterungen und Hinweise

Aufbau der Arzneidrogenprofile

AG: Anwendungsgebiete.

Hier wurden in erster Linie die Angaben der Kommission E am Bundesgesundheitsamt, heute Bundesinstitut für Arzneimittel und Medizinprodukte (BfArM) zu Grunde gelegt. Daneben wurden in der angegeben Reihenfolge berücksichtigt: Hänsel et al., Hagers Handbuch der Pharmazeutischen Praxis, Drogen, Grundwerk und Folgebände, 5. Aufl., Wichtl, Teedrogen und Phytopharmaka, 5. Aufl., Braun et al., Standardzulassungen für Fertigarzneimittel und Hartke et al., Arzneibuch-Kommentar. Die volksmedizinischen Anwendungsgebiete wurden dabei in der Regel nicht berücksichtigt.

D: Auf Dosierungsangaben wurde entsprechend der Anwendung und gewissenhafter Nachprüfung der oben genannten Literatur besonderer Wert gelegt.

Bei der Teezubereitung wird die empfohlene Menge Droge mit heißem Wasser übergossen und nach der angegebenen Zeit abgeseiht.

Beisp.: 5 g auf 150 ml, 10 min., $3 \times$ tgl. 1 Tasse

Abweichungen von dieser Zubereitung, z. B. Kaltansatz (Kaltmazerat) sind im entsprechenden Profil beschrieben.

Die benötigten Mengen werden in der Regel in Gramm angegeben. Zusätzlich erfolgt eine Dosierungsangabe in Teelöffel (TL). Diese gilt für einen „Standard"-Teelöffel mit einem Fassungsvermögen von ca. 4,0–4,5 ml Wasser. Die angebebenen TL-Mengen wurden zwar größtenteils durch Mehrfachbestimmungen ermittelt und mit den Angaben in Wichtl, Teedrogen und Phytopharmaka bzw. in Braun et al., Standardzulassungen für Fertigarzneimittel abgeglichen. Sie stellen aber naturgemäß lediglich einen Richtwert dar und verstehen sich daher als „Circa-Maße".

Ätherischöl-haltige Drogenzubereitungen sollten stets bedeckt stehen.

Ein Kaltansatz sollte vor der Einnahme wegen möglicher mikrobieller Kontamination kurz zum Sieden erhitzt werden.

Ist eine Anwendung als Tee nicht sinnvoll oder nicht ratsam, werden die Dosierungen geeigneter anderer Zubereitungen genannt.

Zur Bereitung von Bädern wird die jeweilige Drogenmenge pro 100 L Wasser angegeben. Es empfiehlt sich, in einem separaten Gefäß mit der gesamten Drogenmenge und einer kleineren Menge Wasser unter häufigem Umrühren einen Aufguss zu bereiten. Nach dem Abseihen wird auf die entsprechende Menge Badewasser aufgefüllt. Auf diese Weise kann eine eventuell aufwändige Reinigung der Badewanne etc. vermieden werden.

A: Angaben zur Dauer der Anwendung und zur Notwendigkeit der Beratung mit einer Ärztin/einem Arzt (in den Monographien als Arzt bezeichnet).

H: Hinweise zum Umgang mit der Droge, zur Wirksamkeit und zu besonderen Risiken.

Auf den Zerkleinerungsgrad der jeweiligen Droge wird nicht im Einzelnen eingegangen, es wird die Verwendung arzneibuchkonformer und handelsüblicher Ware vorausgesetzt. Bei der Abgabe der Droge sind Hinweise zur Lagerung, wie „vor Licht und Feuchtigkeit geschützt", „nicht in Kunststoffgefäßen lagern" (bei Ätherischöl-Drogen), hilfreich und werden in der Praxis dankbar angenommen.

KI: Kontraindikationen

UW: Wichtige unerwünschte Wirkungen;

Angaben zur Häufigkeit sind wie folgt zu interpretieren:

Häufig:	> 10%
Gelegentlich:	1–10%
Selten:	< 1%
Sehr selten:	< 0,1%
Einzelfälle:	nicht quantifizierbar

WW: Wechselwirkungen

M: Monographiesammlungen, in denen die betreffende Droge beschrieben wird.

Auf die Angabe von Drogeninhaltsstoffen wurde bewusst verzichtet, da detaillierte Angaben den Rahmen der Arzneidrogenprofile gesprengt hätten. Sie sind den im Literaturverzeichnis erwähnten Quellen zu entnehmen.

Die blau gedruckten Informationen können der Patientin/dem Patienten insbesondere bei Erstanwendung der Arzneidroge vermittelt werden. Die Weitergabe von Informationen zur Kontraindikation muss in jedem Fall genau erwogen werden.

Zulassung und Bewertung pflanzlicher Arzneimittel

Für die Zulassung eines Arzneimittels (§ 21 Arzneimittelgesetz, AMG) müssen beim Bundesinstitut für Arzneimittel und Medizinprodukte (BfArM) in Bonn umfangreiche Unterlagen zur Qualität, Wirksamkeit und Unbedenklichkeit eingereicht werden. Wird ein Arzneimittel seit mindestens zehn Jahren in der Europäischen Union allgemein medizinisch verwendet und sind damit dessen Wirkungen und Nebenwirkungen bekannt (sog. Arzneimittel der allgemeinen medizinischen Verwendung), kann auch anderes wissenschaftliches Erkenntnismaterial vorgelegt werden. Für pflanzliche Arzneimittel gelten diese Vorschriften in gleichem Maße.

Mit der 14. Novelle des AMG (Dez. 2005) wurde die Möglichkeit geschaffen, pflanzliche Arzneimittel neben der regulären Zulassung (§ 21 AMG) ein vereinfachtes Registrierungsverfahren als „traditionelles Arzneimittel" durchlaufen zu lassen (§ 39a). Dabei geht man von der Annahme aus, dass bei altbewährten Arzneidrogen die Wirksamkeit plausibel ist und außerdem nicht zu erwarten ist, dass von diesen eine Gefährdung der Gesundheit ausgeht. Zum Nachweis der Wirksamkeit und Unbedenklichkeit müssen dann keine experimentellen Daten vorgelegt werden. „Altbewährt" bedeutet in diesem Zusammenhang, dass das betreffende Arzneimittel seit mindestens 30 Jahren, davon mindestens 15 Jahre in der Europäischen Union, medizinisch in Verwendung und unter den angegebenen Anwendungsbedingungen unschädlich ist. Anwendungsgebiete der traditionellen Arzneimittel dürfen nur leichte Befindlichkeitsstörungen betreffen.

Herbal Medicinal Product Committee (HMPC)

Das HMPC ist ein Ausschuss der European Medicines Agency (EMA) mit je einem Vertreter aus jedem Mitgliedsland, der auf Europäischer Ebene die Vorgaben für pflanzliche Arzneimittel formuliert. Auf der Basis wissenschaftlicher Erkenntnisse ordnet es die pflanzlichen Drogen bzw. deren Zubereitungen (z. B. Extrakt, Tinktur, geschnittene Droge) den Kategorien „well-established medicinal use" (= anerkannte medizinische Wirkung und akzeptierte Unbedenklichkeit) und/oder „traditional use" („traditionelles Arzneimittel") zu und formuliert die dafür jeweils akzeptierten Anwendungsgebiete der Droge. Die Entscheidungen des HMPC werden publiziert (www.ema.europa.eu; "Find medicine"; "Herbal medicines for human use"). Im Ergebnis leitet sich aus der Zuordnung ab, ob ein pflanzliches Arzneimittel für ein bestimmtes Anwendungsgebiet regulär zugelassen werden muss, oder ob es als traditionelles Arzneimittel das erleichterte Registrierungsverfahren durchlaufen kann. Vom BfArM werden diese Vorgaben nach eigener Abwägung übernommen (nationale Ebene).

Kommission E

Die Kommission E arbeitete von 1984 bis 1994 im Auftrag des damaligen Bundesgesundheitsamts (BGA) in Berlin. Ihr gehörten u. a. Wissenschaftler und Ärzte an, die das wissenschaftliche Erkenntnismaterial von 312 Drogen aufarbeiteten und jeweils eine Abschätzung des Nutzen-Risiko-Verhältnisses vornahmen. Wurde der Nutzen einer Droge höher gestellt als ihr Risiko – dies war bei 186 Drogen der Fall – erhielten diese eine sog. Positivmonographie, die im Bundesanzeiger veröffentlicht wurden. Pflanzliche Arzneimittel, die solche „Positivdrogen" enthielten, konnten dann diese Aufarbeitungsmonographien nutzen, um zu einer Nachzulassung oder auch zu einer Neuzulassung zu kommen. 126 Drogen wiesen ein ungünstiges Nutzen-Risiko-Verhältnis auf (Negativmonographie) und mussten vom Markt genommen werden. Heute hat die Kommission E noch eine beratende Funktion beim BfArM (Bundesinstitut für Arzneimittel und Medizinprodukte).

European Scientific Cooperative on Phytotherapy (ESCOP)

Ähnlich wie die Kommission E in Deutschland widmen sich auf Europäischer Ebene die ESCOP der Erarbeitung harmonisierter Bewertungskriterien für pflanzliche Arzneimittel. Ihr gehören Mitglieder von Hochschulen und Fachgesellschaften vieler Europäischer Länder an. Auch die ESCOP-Monographien sind publiziert: *ESCOP Monographs – The Scientific Foundation for Herbal Medicinal Products*, 2. Aufl. inkl. Supplement, Georg Thieme Verlag, Stuttgart 2003 und 2009.

World Health Organisation (WHO)

In vielen Länder der Erde, vornehmlich in Entwicklungsländern, werden lokale Pflanzen vor Ort traditionell zur Heilung von Krankheiten eingesetzt. Das Anliegen der WHO ist es, weniger entwickelten Ländern Zugang zu den wissenschaftlichen Erkenntnissen über ihre Pflanzen und Pflanzenzubereitungen zu ermöglichen. Sie erarbeitete eine Liste wichtiger Pflanzen im weltweiten medizinischen Gebrauch und gab für diese Pflanzen eine Zusammenstellung und Bewertung der wissenschaftlichen Erkenntnisse in Auftrag. Inzwischen sind für 89 Pflanzen bzw. Drogen die erarbeiteten Daten in Form von Drogenmonographien publiziert worden: World Health Organization: *WHO monographs on selected medicinal plants*, WHO Press, Vol. 1: Geneva 1999, Vol. 2: Geneva 2002, Vol. 3: Geneva 2007.

Prof. Dr. Elisabeth Stahl-Biskup, Hamburg

Piktogramme

 Tee/Drogenzubereitung zu den Mahlzeiten zu trinken/
einzunehmen.
Diese Angaben gelten nicht absolut. Bei bestimmten galeni-
schen Zubereitungen können andere Einnahmeschemata
nötig sein.

 Tee/Drogenzubereitung zwischen den Mahlzeiten zu trinken/
einzunehmen.
Diese Angaben gelten nicht absolut. Bei bestimmten galeni-
schen Zubereitungen können andere Einnahmeschemata
nötig sein.

 Tee/Drogenzubereitung 30–60 min vor den Mahlzeiten zu
trinken/einzunehmen.
Diese Angaben gelten nicht absolut. Bei bestimmten galeni-
schen Zubereitungen können andere Einnahmeschemata
nötig sein.

 Tee/Drogenzubereitung nach den Mahlzeiten zu trinken/
einzunehmen.
Diese Angaben gelten nicht absolut. Bei bestimmten galeni-
schen Zubereitungen können andere Einnahmeschemata
nötig sein.

 Die verordnete Einnahme/das verordnete Einnahmeintervall
ist genau einzuhalten.

 Auf ausreichende Flüssigkeitszufuhr ist zu achten.

Nicht anwenden während Schwangerschaft und Stillzeit.

 Sonnenlicht bzw. UV-Strahlung sind zu meiden.

 Arzneidroge besitzt Allergisierungspotenzial

 Wechselwirkung von Drogeninhaltsstoffen mit anderen Arzneistoffen

 Die Wirksamkeit für die beanspruchten Anwendungsgebiete ist nicht belegt.
Die therapeutische Anwendung der Droge ist wegen der Risiken nicht zu vertreten.

 Die Wirksamkeit für die beanspruchten Anwendungsgebiete ist nicht belegt.
Bei der Anwendung sind keine Risiken zu bedenken.

 Nur eingestellte Drogenzubereitungen oder Fertigarzneimittel verwenden.

Abkürzungen

A	Anwendung
AB	Arzneibuch
AG	Anwendungsgebiete
alkohol.	alkoholisch
Appl.	Applikation
AV	atrioventrikulär
äth.	ätherisch
äußerl.	äußerlich
Beisp.	Beispiel
bes.	besonders
ca.	circa
chron.	chronisch
D	Dosierung
DAB	Deutsches Arzneibuch 2010
DAC	Deutscher Arzneimittel-Codex 2010
d	Tag
EB 6	Ergänzungsbuch zum Deutschen Arzneibuch, 6. Ausgabe (1953)
Entz.	Entzündungen
ESCOP	European Scientific Cooperation on Phytotherapy
FAM	Fertigarzneimittel
g	Gramm
H	Hinweise
h	Stunde
Herst.	Herstellung
HMPC	Herbal Medicinal Product Committee
HMPC trad.	traditionelles Arzneimittel ohne belegte Wirksamkeit
HMPC wiss.	wissenschaftlich anerkannt, Daten zur Wirksamkeit verfügbar

HMPC Vorb. Monographie in Vorbereitung

industr. industriell
Inhal. Inhalation, inhalativ
innerl. innerlich
insbes. insbesondere

Kd. Kind
KG Körpergewicht
KI Kontraindikationen
klin. klinisch
Klkd. Kleinkind
Komm. E Aufbereitungskommission für den humanmedizinischen Bereich, phytotherapeutische Therapierichtung und Stoffgruppe (Stand August 1994) am früheren Bundesgesundheitsamt (BGA) bzw. seit 1994 am Bundesinstitut für Arzneimittel und Medizinprodukte (BfArM). Zusätze: „+" für Positivmonographie, „–" für Negativmonographie und „0" für Negativmonographie, wenn keine Risiken vorhanden sind und die Anwendung unbedenklich ist.

L Liter

M Monographien
mg Milligramm
min Minute
ml Milliliter

NNR Nebennierenrinde
NW Nebenwirkung
NYHA New York Heart Association

ÖAB Österreichisches Arzneibuch 2010

Ph. Eur. Europäisches Arzneibuch 6.0 bis Nachtrag 6.5
Ph. Helv. Pharmacopoea Helvetica 8. Ausgabe, 1998
PMS prämenstruelles Syndrom

Sgl. Säugling

Stand.-Zul.	Standardzulassungen, einschließlich 17. Ergänzungslieferung 2007
Subst.	Substanz
T	Teil
TCM	Traditionelle Chinesische Medizin
tgl.	täglich
TL	Teelöffel
top.	topisch
Tr.	Tropfen
verd.	verdünnt
versch.	verschieden
Verw.	Verwendung
W ↓	Wirkungsabschwächung
W ↑	Wirkungsverstärkung
W	Wirkung
WW	Wechselwirkungen
zerst.	zerstoßen
→	Folge:
+	bei gleichzeitiger Gabe von
<	kürzer/kleiner/jünger als
>	länger/größer/älter als
⇨	siehe unter Arzneidrogenprofil

2

Arzneidrogen-
profile

Adoniskraut

Adonidis herba
Adonis vernalis L.

AG: Bei leichter Herzinsuffizienz (Stadium I–II NYHA), bei nervösen Unruhezuständen durch funktionelle Herzbeschwerden, leichten Herzrhythmusstörungen

D: Mittlere Tagesdosis: 0,5–0,6 g eingestelltes Adonispulver,
höchste Einzelgabe: 1 g,
höchste Tagesdosis: 3 g, Zubereitungen entsprechend
Alle Angaben beziehen sich auf eingestelltes Adonispulver (DAB); andere nicht eingestellte Zubereitungen sind nicht vertretbar

A: Anwendung nur unter ärztlicher Aufsicht und gemäß den Vorgaben des Arztes

KI: Therapie mit Digitalisglykosiden,
Kalium-Mangelzustände

UW: Übelkeit, Erbrechen, Herzrhythmusstörungen

WW: W ↑ und UW ↑ bei gleichzeitiger Gabe von Chinidin, Calcium, Saluretika, Laxanzien und bei Langzeittherapie mit Glucocorticoiden wegen Kaliumverlustes

M: DAB, Komm. E +

FAM: Nur in Kombination mit anderen herzwirksamen Glykosiden; Homöopathika

AG = Anwendungsgebiete, D = Dosierung, A = Anwendung, H = Hinweise, KI = Kontraindikationen, UW = Unerwünschte Wirkungen, WW = Wechselwirkungen, M = Monographien

Aescin

Aescinum
Aesculus hippocastanum L.

AG: **Innerl.**: Beschwerden bei chron. Veneninsuffizienz, bei Ödemen, posttraumatischen und postoperativen Weichteilschwellungen.
Äußerlich: Bei schmerzhaften Verletzungen/Verstauchungen, Blutergüssen, Schmerzsyndrom der Wirbelsäule, Ödemen

D: **Innerl.**: Mittlere Tagesdosis: 3 × tgl. 10–50 mg, Aescin (entspr. 1 mg Aescin/KG) über die Dauer von 2–3 Monaten.
Äußerlich: In versch. Darreichungsformen zur top. Appl.

A: Akutbeschwerden > 1 Woche oder periodisch wiederkehrend: Arzt konsultieren

H: **Siehe auch Rosskastaniensamen.**
Weitere, vom Arzt verordnete Maßnahmen wie Wickeln der Beine, Tragen von Stützstrümpfen oder kalte Wassergüsse, sollten unbedingt eingehalten werden;
bei äußerl. Anwendung Wirksamkeit nicht belegt.

KI: Schwangerschaft; Nierenschäden

UW: Allergische Reaktionen bei äußerl. Anwendung

WW: W ↑ von Antikoagulanzien möglich

M: DAC

FAM: Aescorin® forte (Extr.), Noricaven®retard (Extr.), Venen-Tabletten STADA® (Extr.), Venoplant® retard S (Extr.), Venostasin retard (Extr.), Aescuven® (Extr,) Reparil® (Aescin) u.a.m.

AG=Anwendungsgebiete, D=Dosierung, A=Anwendung, H=Hinweise, KI=Kontraindikationen, UW=Unerwünschte Wirkungen, WW=Wechselwirkungen, M=Monographien

Aloe (Curaçao-, Kap-)

Aloe barbadensis
Aloe vera (L.) Burm. f., syn.
Aloe barbadensis Mill.

Aloe capensis
A. ferox Mill.

AG: Obstipation

D: Einzeldosis: 50 mg Aloepulver abends,
Tagesdosis: 50–200 mg Aloepulver,
entspr. 20–30 mg Hydroxyanthracenderivate.
Die individuell richtige Dosierung ist die geringste, die erforderlich ist, um einen weich geformten Stuhl zu erhalten

A: Dauer der Anwendung: auf kurze Zeiträume (max. 1–2 Wochen) begrenzen, Arzt konsultieren

H: Eine zu lange Dauer der Anwendung kann zu einer Verstärkung der Darmträgheit führen; allgemein auf ballaststoffreiche Ernährung, ausreichende Flüssigkeitszufuhr und viel Bewegung achten.

KI: Darmverschluss, akut-entzündliche Erkrankungen des Darmes (Morbus Crohn, Colitis ulcerosa, Appendizitis), abdominale Schmerzen unbekannter Ursache;
Kinder < 12 J.; Schwangerschaft und Stillzeit

UW: In Einzelfällen krampfartige Magen-Darm-Beschwerden, bei häufiger und lang dauernder Anwendung oder Überdosierung Elektrolytverluste (Kalium!), Albuminurie, Hämaturie

WW: Durch Kaliumverluste → Herzglykosidwirkung ↑,
Beeinflussung der Wirkung von Antiarrhythmika

M: Ph. Eur., Komm. E +, ESCOP (*A. capensis*), WHO (Extrakt, A. barbensis, A. capensis), HMPC wiss. (A. barbadensis, A. capensis)

FAM: Kräuterlax® 15 mg Kräuter-Dragees® zum Abführen Dr. Henk, Silberne Boxberger® mono; Kombinationspräparate: Cholkugeletten® neu, Cholhepan® N

AG = Anwendungsgebiete, D = Dosierung, A = Anwendung, H = Hinweise, KI = Kontraindikationen, UW = Unerwünschte Wirkungen, WW = Wechselwirkungen, M = Monographien

Ammi-visnaga-Früchte, Khella

Ammeos visnagae fructus
Ammi visnaga (L.) Lam.

AG: Bei Angina pectoris, Koronarinsuffizienz,
paroxysmaler Tachykardie, Extrasystolen, Altersherz mit Hypertonie,
Asthma, Keuchhusten sowie krampfartigen Beschwerden des Unter-
leibes

H: Wirksamkeit nicht belegt, therapeutische Anwendung der Droge
nicht zu vertreten;
Verwendung von Fertigarzneimitteln mit standardisierten Extrakten

NW: Bei längerer Anwendung oder Überdosierung der Droge Übelkeit,
Schwindelgefühle, Appetitlosigkeit, Kopfschmerzen, Schlafstö-
rungen; bei sehr hohen Dosen (> 100 mg Khellin entspr.) reversibel
erhöhte Werte von Leberenzymen im Blutpasma möglich; selten auch
ein reversibler cholestatischer Ikterus;
phototoxische Wirkung

M: DAC, Komm. E –, WHO

AG = Anwendungsgebiete, D = Dosierung, A = Anwendung, H = Hinweise, KI = Kontraindikationen, UW = Unerwünschte Wirkungen, WW = Wechselwirkungen, M = Monographien

Andornkraut

Marrubii herba
Marrubium vulgare L.

AG:	Bei dyspeptischen Beschwerden wie Völlegefühl und Blähungen, Appetitlosigkeit und Katarrhen der Luftwege
D:	1,5 g (1–2 TL) auf 150 ml, 10 min, 3 × tgl. 1 Tasse, Tagesdosis: 4,5 g Droge, Presssaft: 2–6 Esslöffel. tgl. Fluidextrakt (1:1): 2–4 ml, 3 × tgl.,
A:	Akutbeschwerden > 1 Woche oder periodisch wiederkehrend: Arzt konsultieren
KI:	Schwangerschaft
UW:	Nicht bekannt bei bestimmungsgemäßem Gebrauch
WW:	Nicht bekannt
M:	Ph. Eur., Komm. E +
FAM:	Angocin® Bronchialtropfen; Kombinationspräparat: Hustenelixier® Weleda

AG = Anwendungsgebiete, D = Dosierung, A = Anwendung, H = Hinweise, KI = Kontraindikationen, UW = Unerwünschte Wirkungen, WW = Wechselwirkungen, M = Monographien

Angelikawurzel

Angelicae radix

Angelica archangelica L.

AG: Bei Appetitlosigkeit, Völlegefühl, Blähungen und leichten Magen-Darm-Beschwerden

D: 2–4 g (1 TL) auf 150 ml, 10 min,
1–2 tgl. 1 Tasse 30 min vor den Mahlzeiten,
Tagesdosis: 4,5 g Droge,
Fluidextrakt (1:1): 1,5–3 g ,
Tinktur (1:5): 1,5 g;
äth. Öl: 10–20 Tropfen

A: Akutbeschwerden > 1 Woche oder periodisch wiederkehrend:
Arzt konsultieren

KI: Schwangerschaft; Magen-Darm-Geschwüre

UW: Längere Sonnenbäder und intensive UV-Bestrahlung bewirken Photosensibilisierung,
→ Hautentzündungen möglich

WW: Nicht bekannt

M: Ph. Eur, Komm. E +, Stand.-Zul.

FAM: Kombinationspräparate: Iberogast®, Abdomilan® N, Aristochol®
Verdauungstropfen, Carvomin® Verdauungstropfen u. a. m.

AG = Anwendungsgebiete, D = Dosierung, A = Anwendung, H = Hinweise, KI = Kontraindikationen, UW = Unerwünschte Wirkungen, WW = Wechselwirkungen, M = Monographien

Anis

Anisi fructus
Pimpinella anisum L.

AG:	Inhal.: Bei Katarrhen der Atemwege. Innerl.: Bei Katarrhen der Atemwege und dyspeptischen Beschwerden
D:	Inhal.: 1,5 g (1/2 TL) frisch zerst. auf 150 ml, 10 min, morgens und/oder abends 1 Tasse. Innerl.: 1,5 g frisch zerst. auf 150 ml, 10 min, morgens und/oder abends 1 Tasse, Tagesdosis: 3 g Droge, Zubereitungen entsprechend Infus: 0,5–1 g, jeweils nach den Mahlzeiten
A:	Akutbeschwerden > 1 Woche oder periodisch wiederkehrend: Arzt konsultieren
KI:	Schwangerschaft; Allergie gegen Anis bzw. Anethol
UW:	Gelegentlich allergische Reaktionen an der Haut, an den Atemwegen und im Gastrintestinaltrakt
WW:	Nicht bekannt
M:	Ph. Eur., Komm. E +, Stand.-Zul., ESCOP, WHO, HMPC trad.
FAM:	Anis Kapseln®

AG = Anwendungsgebiete, D = Dosierung, A = Anwendung, H = Hinweise, KI = Kontraindikationen, UW = Unerwünschte Wirkungen, WW = Wechselwirkungen, M = Monographien

Anisöl

Anisi aetheroleum
Pimpinella anisum L.

AG:	**Inh.**: Bei Katarrhen der Atemwege. **Innerl.**: Bei Katarrhen der Atemwege und dyspeptischen Beschwerden. **Äußerlich**: Bei Katarrhen der Atemwege
D:	**Inhal./Innerl.**: 0,3 g äth. Öl, 1–3 × tgl. **Äußerlich**: In Zubereitungen mit 5–10 % Anisöl
A:	Akutbeschwerden > 1 Woche oder periodisch wiederkehrend: Arzt konsultieren
H:	Inhal. auch bei äußerer Anwendung des Öles möglich
KI:	Schwangerschaft; Allergie gegen Anis bzw. Anethol
UW:	Gelegentlich allergische Reaktionen an der Haut, an den Atemwegen und im Gastrintestinaltrakt
WW:	Nicht bekannt
M:	Ph. Eur., WHO, HMPC trad.
FAM:	Kombinationspräparate: Bronchoforton® Kapseln, Carmol® Tropfen, Ephepect® Pastillen N, Sinuforton® Kapsel mit Anis bei Erkältung

AG = Anwendungsgebiete, D = Dosierung, A = Anwendung, H = Hinweise, KI = Kontraindikationen, UW = Unerwünschte Wirkungen, WW = Wechselwirkungen, M = Monographien

Arnikablüten, Arnikatinktur

Arnicae flos, A. tinctura
Arnica montana L.

AG: Bei traumatischen Ödemen, Hämatomen, Distorsionen und Prellungen, bei rheumatischen Muskel- und Gelenkbeschwerden; ferner bei Entz. im Mund- und Rachenbereich, bei Furunkulose, Entz. als Folge von Insektenstichen und oberflächlichen Venenentzündungen

D: **Äußerlich:** 3 g (4 TL) auf 150 ml, 10–15 min,
10–20 (– max. 25) % Tinktur in neutraler Salbengrundlage;
"Öl": Auszug aus 1 T Droge u. 5 T Pflanzenöl, max. 15 % Arnika"öl" in neutraler Salbengrundlage; Umschlag: Arnika-Tinktur 3–10-fach mit Wasser verd.; Mundspülung: Tinktur 10-fach verdünnt

A: Akutbeschwerden > 1 Woche oder periodisch wiederkehrend: Arzt konsultieren.

H: Innerl. wegen der Gefahr von starken Schleimhautreizungen (Erbrechen, Durchfälle Schleimhautblutungen) und Herzmuskellähmung nach kurzer Anregung der Herztätigkeit nicht anwenden; Kreuz-Allergien zu anderen Korbblütlern; bei häufiger Anwendung Gefahr allergener Kontaktdermatiden

KI: Arnika-Allergie

UW: Längere Anw. bzw. zu hohe Konzentrationen → ödematöse Dermatose, Ekzeme; siehe auch **H**

WW: Nicht bekannt

M: Ph. Eur. (Blüten, Tinktur), Komm. E + (Blüten), Stand.-Zul., ESCOP (Blüten), WHO (Blüten), ÖAB (Wurzel)

FAM: Arnikatinktur Hetterich, Kneipp® Arnika Kühl- & Schmerzgel, Allgäuer Arnikamed® Gel, Kneipp® Arnikasalbe; Kombinationspräparat: Dr. Imhoff's Arnika Schmerzfluid®

AG = Anwendungsgebiete, D = Dosierung, A = Anwendung, H = Hinweise, KI = Kontraindikationen, UW = Unerwünschte Wirkungen, WW = Wechselwirkungen, M = Monographien

Artischockenblätter

Cynarae folium
Cynara scolymus L.

AG: Bei dyspeptischen Beschwerden, Appetitlosigkeit, zur Lipidsenkung, Hepatostimulanz

D: Ca. 2 g auf 150 ml, 5 min,
3 × tgl. 1 Tasse,
Tagesdosis: 6 g Droge,
Einzeldosis: Trockenextrakt: 500 mg

A: Akutbeschwerden > 1 Woche oder periodisch wiederkehrend:
Arzt konsultieren

H: Verwendet werden die frischen Blätter, der Frischpflanzenpresssaft und der Trockenextrakt; zur Lipidsenkung nur in Form von standardisierten Extrakten in Fertigarzneimitteln geeignet

KI: Nicht bei Gallenwegsverschluss, bei Gallensteinträgern Gefahr von Koliken;
nicht bei bekannter Allergie gegen Artischocken und andere Korbblütler

UW: Bei Hautkontakt mittelstarke Sensibilisierungspotenz;
allergische Reaktionen bes. bei häufigem, beruflichem Umgang mit der Pflanze

WW: Nicht bekannt

M: Komm. E +, ESCOP

FAM: Aristochol® Gallekapseln, Cholagogum® Nattermann Artischocke Kaps., Hepar SL® forte, Cynacur®, Hepar-POS® Kps.

AG = Anwendungsgebiete, D = Dosierung, A = Anwendung, H = Hinweise, KI = Kontraindikationen, UW = Unerwünschte Wirkungen, WW = Wechselwirkungen, M = Monographien

Augentrost

Euphrasiae herba
Euphrasia stricta D. Wolff ex J. F. Lehm.

AG: Äußerl. Augenkrankheiten, die mit Gefäßerkrankungen und Entz. verbunden sind;
bei Entzündungen der Augenlider und der Augenbindehaut in Form von Waschungen, Umschlägen und Augenbädern

D: Infus: 2–3 g (1–2 TL) auf 150 ml, 5–10 min,
Dekokt: 3 g auf 150 ml, 5–10 min,
3–4 × tgl. für Augenspülungen

A: Akutbeschwerden > 1 Woche oder periodisch wiederkehrend:
Arzt konsultieren.

H: Wirksamkeit nicht belegt, Anwendung aus hygienischen Gründen nicht befürwortet.
Ein filtrierter, keimfreier Auszug kann mit Hilfe einer Augenbadewanne angewendet werden.

KI: Siehe H

UW: Nicht bekannt

WW: Nicht bekannt

M: DAC, Komm. E 0, HMPC Vorb.

FAM: Herba Vision Augentrost® NA Augentropfen, Euphrasia D3,
Kombinationspräparate: Euphrasia® Augentropfen Wala®, Vidisan® Augentropfen

AG = Anwendungsgebiete, D = Dosierung, A = Anwendung, H = Hinweise, KI = Kontraindikationen, UW = Unerwünschte Wirkungen, WW = Wechselwirkungen, M = Monographien

Avocadoöl

Avocado oleum
Persea americana Mill.

AG:	Hautpflegezusatz in den sogenannten Naturkosmetika; soll rauhe, ichtyotische Haut geschmeidiger und feuchter halten
H:	Öle aus verschiedenen Lieferungen dürfen nicht vermischt werden.
KI:	Bekannte Allergien gegen Avocadoölzubereitungen
UW:	Nicht bekannt
WW:	Nicht bekannt
M:	DAC

AG=Anwendungsgebiete, D=Dosierung, A=Anwendung, H=Hinweise, KI=Kontraindikationen, UW=Unerwünschte Wirkungen, WW=Wechselwirkungen, M=Monographien

Baldrianwurzel, Baldriantinktur

Valerianae radix, V. tinctura
Valeriana officinalis L.

AG:	**Innerl.**: Bei nervösen Unruhezuständen und Einschlafstörungen **Äußerlich**: Zur Muskelentspannung, als mildes Sedativum in Bädern
D:	**Innerl.**: Infus und Tee: 2–3 g (1 TL) auf 150 ml, 10–15 min, 1 bis mehrmals tgl. und vor dem Schlafengehen 1 Tasse, Tagesdosis: 15 g Droge, Tinktur: mehrmals tgl. bei Bedarf 30–50 Tr. in etwas Wasser einnehmen, Pflanzensaft: Erw.: 3 × 1 Esslöffel, Kinder: 3 × 1 TL. **Äußerlich**: Vollbad: 50 g Droge auf 100 L, 0,2 g äth. Öl auf 100 L
A:	Beschwerden periodisch wiederkehrend: Arzt konsultieren
KI:	Bei großflächigen Hautschäden keine äußerl. Anwendung; Vollbäder auch nicht bei fieberhaften und infektiösen Erkrankungen, Herzinsuffizienz der Stadien III–IV (NYHA), Hypertonie im Stadium IV (WHO), nur nach Rücksprache mit dem Arzt
UW:	In seltenen Fällen gastrointestinale Beschwerden, sehr selten Kontaktallergien
WW:	Nicht bekannt
M:	Ph. Eur., Ph. Helv. (T), ÖAB (ätherische T), Komm. E + (W), Stand.-Zul. (T, W), ESCOP (W), WHO (W), HMPC (W) wiss./trad.
FAM:	Baldriaparan® stark für die Nacht, Baldrian® dispert, Nervenruh Baldrian® forte, Luvased® Mono, Ivel® mono 300 mg, Euvegal® Balance 500 mg, Dolestan® Baldrian 450mg, Baldurat®, Baldrivit®, Baldrian- ratiopharm® 190 mg u. v. m; viele Kombinationspräparate

---

AG = Anwendungsgebiete, D = Dosierung, A = Anwendung, H = Hinweise, KI = Kontraindikationen, UW = Unerwünschte Wirkungen, WW = Wechselwirkungen, M = Monographien

Bärentraubenblätter

Uvae-ursi folium
Arctostaphylos uva-ursi (L.) Spreng.

AG: Entzündliche Erkrankungen der ableitenden Harnwege und Katarrhe der Blase und des Nierenbeckens

D: Einzeldosis: 3 g (1–2 TL) auf 150 ml (entspr. 100–210 mg Hydrochinon-Derivate), 15 min kochen, auch Kaltansatz 6–12 h,
3–4 × tgl. 1 Tasse,
Tagesdosis: 10–12 g Droge (entspr. 400–840 mg Hydrochinon-Derivate), 2 g Fluidextrakt oder 0,4 g Trockenextrakt

A: Arbutinhaltige Zubereitungen und Arzneimittel ohne ärztl. Rat nicht > 1 Woche und höchstens 5 × pro Jahr

H: Da die harndesinfizierende Wirkung des in den Harnwegen freigesetzten Hydrochinons bevorzugt in alkalischem Milieu auftritt, sollte der Harn alkalisiert werden (z. B. Einnahme von Natriumhydrogencarbonat).

KI: Schwangerschaft, Stillzeit, Kinder < 12 J.

UW: Bei magenempfindlichen Personen und Kindern Übelkeit und Erbrechen

WW: Nicht zusammen mit Mitteln, die den Harn ansäuern → antibakterielle Wirkung ↓

M: Ph. Eur., Komm. E +, Stand.-Zul., ESCOP, WHO

FAM: Arctuvan®, Cystinol® akut, Uvalysat® (S) Bürger

AG = Anwendungsgebiete, D = Dosierung, A = Anwendung, H = Hinweise, KI = Kontraindikationen, UW = Unerwünschte Wirkungen, WW = Wechselwirkungen, M = Monographien

Bärlappkraut

Lycopodii herba
Lycopodium clavatum L.

AG: Bei Blasen- und Nierenbeschwerden, als Diuretikum

D: 1,5 g (1–2 TL) auf 150 ml, 10–15 min,
2–3 × tgl. 1 Tasse

A: Akutbeschwerden > 1 Woche oder periodisch wiederkehrend:
Arzt konsultieren

H: Wirksamkeit nicht belegt

KI: Nicht bekannt

UW: Bei längerem Gebrauch der Droge ist mit Reizwirkungen an Schleim-
häuten zu rechnen.

WW: Nicht bekannt

M: EB 6

AG = Anwendungsgebiete, D = Dosierung, A = Anwendung, H = Hinweise, KI = Kontraindikationen, UW = Unerwünschte Wirkungen, WW = Wechselwirkungen, M = Monographien

Basilikum

Basilici herba
Ocimum basilicum L.

AG: Zur unterstützenden Behandlung von Völlegefühl und Blähungen sowie als appetitanregendes, verdauungsförderndes und harntreibendes Mittel

D: Mittlere Tagesdosis: 3 g Droge auf 150 ml Wasser

A: Therapeutische Anwendung aufgrund der Risiken nicht zu vertreten; Wirksamkeit bei den beanspruchten Anwendungsgebieten nicht belegt.

H: Keine Bedenken gegen die Verwendung bis zu 5 % in Zubereitungen als Geruchs- und Geschmackskorrigens

KI: Schwangerschaft und Stillzeit,
Sgl. und KlKdr.
Langzeitanwndung

UW: Estragol wirkt nach metabolischer Aktivierung mutagen.

WW: Nicht bekannt

M: Komm. E –

AG = Anwendungsgebiete, D = Dosierung, A = Anwendung, H = Hinweise, KI = Kontraindikationen, UW = Unerwünschte Wirkungen, WW = Wechselwirkungen, M = Monographien

Beifußkraut

Artemisiae herba
Artemisia vulgaris L.

AG: Bei Appetitlosigkeit, bei Beschwerden im Bereich des Gastrintestinaltrakts sowie bei verzögerter oder unregelmäßiger Menstruation und
bei Wurmbefall

D: Droge: 0,5–2 g (1–2 TL) auf 150 ml, 10 min,
2–3 × tgl. 1 Tasse,
Pulver: 5–6 × tgl. 1 Messerspitze einnehmen

H: Wirksamkeit nicht belegt, therapeutische Verwendung nicht befürwortet

KI: Schwangerschaft (abortive Wirkung!) und Stillzeit

UW: Sensibilisierung nach Hautkontakt

WW: Nicht bekannt

M: EB 6, Komm. E –

AG = Anwendungsgebiete, D = Dosierung, A = Anwendung, H = Hinweise, KI = Kontraindikationen, UW = Unerwünschte Wirkungen, WW = Wechselwirkungen, M = Monographien

Beinwellblätter, Beinwellkraut

Symphyti folium, S. herba
Symphytum officinale L.

AG:	Bei Prellungen, Zerrungen, Quetschungen, Verstauchungen und zur Anregung der Knochenheilung
D:	Externa mit 5–20 % Droge
A:	Dauer der Anwendung max. 4 Wochen im Jahr
H:	Nur äußerlich auf intakter Haut; in Zubereitungen max. 100 µg toxische Pyrrolizidinalkaloide pro Tag, industr. Herstellung von pyrrolizidinalkaloidarmen Extrakten möglich
KI:	Schwangerschaft und Stillzeit
UW:	Bei äußerl. Gebrauch nicht bekannt
WW:	Nicht bekannt
M:	Komm. E +
FAM:	Traumaplant® (Kraut)

AG = Anwendungsgebiete, D = Dosierung, A = Anwendung, H = Hinweise, KI = Kontraindikationen, UW = Unerwünschte Wirkungen, WW = Wechselwirkungen, M = Monographien

Beinwellwurzel

Symphyti radix
Symphytum officinale L.

 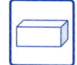

AG: **Äußerlich:** Prellungen, Zerrungen, Quetschungen, Verstauchungen, Anregung der Knochenheilung.
        Lokal: Als Mund- und Gurgelwasser bei Parodontose, Pharyngitis und Angina

D: **Äußerlich/lokal:** Abkochung 1:10 oder den Brei der frischen Wurzeln verwenden,
        Externa mit 5–20 % Droge

A: Dauer der Anwendung max. 4 Wochen im Jahr

H: Innerl. Anwendung nicht befürwortet; äußerl. in Zuber. max. 100 μg toxische Pyrrolizidinalkaloide pro Tag,
        industr. Herstellung von pyrrolizidinalkaloidarmen Extrakten möglich

KI: Schwangerschaft und Stillzeit

UW: Bei bestimmungsgemäßem Gebrauch nicht bekannt

WW: Nicht bekannt

M: Komm. E +

FAM: Kytta® Salbe, Plasma; Kombinationspräpatat: Kytta® Balsam

---

AG = Anwendungsgebiete, D = Dosierung, A = Anwendung, H = Hinweise, KI = Kontraindikationen, UW = Unerwünschte Wirkungen, WW = Wechselwirkungen, M = Monographien

Belladonnablätter, Belladonnawurzel

Belladonnae folium, B. radix
Atropa belladonna L.

AG: Bei Spasmen und kolikartigen Schmerzen im Bereich des Gastrintestinaltrakts und der Gallenwege

D: Belladonnaextrakt (Gesamtalkaloidgehalt 1,3 %–1,45 % DAB),
Tagesdosis: max. 0,15 g entspr. 2,2 mg Gesamtalkaloide,
Einzeldosis: 0,01 g, max.: 0,05 g,
Belladonnae pulvis normatus (Gesamtalkaloidgehalt 0,28 %–0,32 % DAB),
Tagesdosis: max. 0,6 g Droge entspr. 1,8 mg Gesamtalkaloide,
Einzeldosis: 0,05 g–0,1 g, max.: 0,2 g (entspr. 0,6 mg Gesamtalkaloide),
Belladonnatinktur: Einzeldosis 0,5–2 ml, 3 × tgl.

A: Nur unter ärztlicher Aufsicht und nach den Vorgaben des Arztes

H: Nur Fertigarzneimittel mit standardisierten Extrakten verwenden

KI: Tachykarde Arrhythmien, Prostataadenom, Engwinkelglaukom, akutes Lungenödem, mechanische Stenosen im Bereich des Magen-Darm-Traktes, Megakolon

UW: Hautrötung, Mundtrockenheit, tachykarde Arrhythmien, Mydriasis, Akkomodationsstörungen, Wärmestau durch Abnahme der Schweißsekretion, Miktionsstörungen, Halluzinationen, Krampfzustände;
bei hohen Dosen → zentrale Erregung

WW: Trizyklische Antidepressiva, Amantadin, Chinidin
→ anticholinerge Wirkung ↑

M: Ph. Eur. (Blätter), DAC (Wurzel), ÖAB (Wurzel), Komm. E +, Stand.-Zul.

AG = Anwendungsgebiete, D = Dosierung, A = Anwendung, H = Hinweise, KI = Kontraindikationen, UW = Unerwünschte Wirkungen, WW = Wechselwirkungen, M = Monographien

Benediktenkraut

Cnici benedicti herba
Cnicus benedictus L.

AG: Bei Appetitlosigkeit und dyspeptischen Beschwerden

D: 1,5–2 g (1–2 TL) auf 150 ml, 5–10 min,
auch Kaltansatz,
3 × tgl. 30 min vor dem Essen 1 Tasse

A: Akutbeschwerden > 1 Woche oder periodisch wiederkehrend:
Arzt konsultieren

KI: Schwangerschaft;
Allergie gegenüber Benediktenkraut und anderen Korbblütlern

UW: Allergische Reaktionen möglich

WW: Nicht bekannt

M: DAC, ÖAB; Komm. E +

FAM: Kombinationspräparate: Aristochol® Verdauungstropfen, Carvomin®
Verdauungstropfen u. a. m.

AG = Anwendungsgebiete, D = Dosierung, A = Anwendung, H = Hinweise, KI = Kontraindikationen, UW = Unerwünschte Wirkungen, WW = Wechselwirkungen, M = Monographien

Besenginsterkraut

Sarothamni scoparii herba
Cytisus scoparius (L.) Link

AG: Bei funktionellen Herz- und Kreislaufbeschwerden sowie zur Unterstützung der Behandlung von Kreislaufregulationsstörungen und hypotonen Blutdruckwerten

D: 1–2 g (1 knapper TL) auf 150 ml, 10 min, bis zu 4 × tgl. 1 Tasse

A: Akutbeschwerden > 1 Woche oder periodisch wiederkehrend: Arzt konsultieren

H: Verwendung auch als Schmuckdroge

KI: Nicht bei Bluthochdruck, AV-Block; Schwangerschaft (abortive Wirkung!)

UW: Nicht bekannt

WW: + MAO-Hemmer (Amin-Gehalt!) → Blutdruck-Krise

M: DAC, Komm. E +, Stand.-Zul.

AG = Anwendungsgebiete, D = Dosierung, A = Anwendung, H = Hinweise, KI = Kontraindikationen, UW = Unerwünschte Wirkungen, WW = Wechselwirkungen, M = Monographien

Bibernellwurzel

Pimpinellae radix
Pimpinella major (L.) Huds.

AG: Bei katarrhalischen Infekten der oberen Atemwege

D: 2–4 g (1–2 TL) auf 150 ml,
bis zu 3 × tgl. 1 Tasse,
Tagesdosis: 6–12 g Droge,
bzw. 6–15 ml Bibernelltinktur (1:5).

A: Akutbeschwerden > 1 Woche oder periodisch wiederkehrend:
Arzt konsultieren

KI: Nicht bekannt

UW: Sensibilisierung hellhäutiger Personen gegenüber UV-Strahlen
möglich

WW: Nicht bekannt

M: Komm. E +, DAB 6

AG = Anwendungsgebiete, D = Dosierung, A = Anwendung, H = Hinweise, KI = Kontraindikationen, UW = Unerwünschte Wirkungen, WW = Wechselwirkungen, M = Monographien

Bilsenkrautblätter

Hyoscyami folium
Hyoscyamus niger L.

 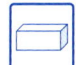

AG: Bei Spasmen im Gastrintestinaltrakt

D: Eingestelltes Pulver: Tagesdosis: Max. 3 g (entspr. 1,5–2,1 mg Gesamt-alkaloide)

A: Die Droge wird heute nicht mehr verwendet; Hyoscyamusextrakte sind nur in wenigen Kombinationspräparaten enthalten.

H: Verwendung nicht eingestellter Zubereitungen wegen der geringen therapeutischen Breite nicht zu vertreten;
nur das eingestellte Pulver ist monographiert.

KI: Tachykarde Arrhythmien, Prostataadenom, Engwinkelglaukom, akutes Lungenödem, mechanische Stenosen im Bereich des Magen-Darm-Trakts, Megakolon

UW: Hautrötung, Mundtrockenheit, tachykarde Arrhythmien, Mydriasis, Akkomodationsstörungen, Wärmestau durch Abnahme der Schweiß-sekretion, Miktionsstörungen und Obstipation

WW: + Trizyklische Antidepressiva, Amantadin, Antihistaminika, Pheno-thiazine, Procainamid, Chinidin → anticholinerge Wirkung ↑

M: Ph. Helv., Komm. E +, Ph. Eur. (Kraut für hom. Zuber.)

AG = Anwendungsgebiete, D = Dosierung, A = Anwendung, H = Hinweise, KI = Kontraindika-tionen, UW = Unerwünschte Wirkungen, WW = Wechselwirkungen, M = Monographien

Birkenblätter

Betulae folium

Betula pubescens Ehrh., *B. pendula* Roth

AG: Zur Durchspülungstherapie bei bakteriellen und entzündlichen Erkrankungen der ableitenden Harnwege (spez. Steine) und bei Nierengrieß; zur unterstützenden Therapie bei rheumatischen Erkrankungen

D: 2–3 g (2–3 TL) auf 150 ml, 15 min, 3–4 × tgl. 1 Tasse frisch bereitet zwischen den Mahlzeiten trinken

A: Akutbeschwerden > 1 Woche oder periodisch wiederkehrend: Arzt konsultieren

H: Auf ausreichende Flüssigkeitszufuhr achten (Mindestmenge 2 L/d)

KI: Nicht geeignet zur Ausschwemmung von Ödemen infolge eingeschränkter Herz- und Nierentätigkeit

UW: Nicht bekannt

WW: Nicht bekannt

M: Ph. Eur., Komm. E +, Stand.-Zul., ESCOP, HMPC trad.

FAM: Betulacur® 450 mg, Urorenal® Brausetabletten, Kombinationspräparate: Biofax® classic, Nierentonikum

AG = Anwendungsgebiete, D = Dosierung, A = Anwendung, H = Hinweise, KI = Kontraindikationen, UW = Unerwünschte Wirkungen, WW = Wechselwirkungen, M = Monographien

Bitterfenchelöl

Foeniculi amari fructus aetheroleum
Foeniculum vulgare Mill., ssp. *vulgare* Mill., var. *vulgare*

AG: Bei Verdauungsbeschwerden wie leichte krampfartige Magen-Darm-Beschwerden mit Völlegefühl und Meteorismus; bei Katarrhen der Atemwege

D: 2–5 Tr. nach jeder Mahlzeit,
Tagesdosis 0,1–0,6 ml;
Fenchelhonig (0,5 g Öl/kg) 10–20 g einnehmen

A: Akutbeschwerden > 1 Woche oder periodisch wiederkehrend: Arzt konsultieren

KI: Schwangerschaft;
nicht anzuwenden bei Sgl. und Klkd;
Ausnahme: Fenchelhonig

UW: Sehr selten allergische Reaktionen

WW: Nicht bekannt

M: Ph. Eur., Ph. Helv. 1987., ÖAB, Komm. E +

FAM: Kombinationspräparate: Ephepect®, Salviathymol® N

AG=Anwendungsgebiete, D=Dosierung, A=Anwendung, H=Hinweise, KI=Kontraindikationen, UW=Unerwünschte Wirkungen, WW=Wechselwirkungen, M=Monographien

Bitterkleeblätter

Menyanthidis trifoliatae folium
Menyanthes trifoliata L.

AG: Bei Appetitlosigkeit und dyspeptischen Beschwerden; als Amarum (purum) zur Magensaftsekretionsförderung

D: 0,5–1 g (1 knapper TL) fein zerschn. auf 150 ml,
5–10 min, auch Kaltansatz,
jeweils vor den Mahlzeiten 1/2 Tasse ungesüßt trinken, 3 × tgl.,
Tagesdosis: 1,5–3 g

A: Akutbeschwerden > 1 Woche oder periodisch wiederkehrend:
Arzt konsultieren

KI: Diarrhö, Dysenterie, Kolitis

UW: Bei Überdosierung Magenreizung, Erbrechen sowie Durchfälle

WW: Nicht bekannt

M: Ph. Eur., Komm. E+

FAM: Kombinationspräparat: Presselin® Verdauungstropfen

Bitterorangenblüten

Aurantii amari flos

Citrus aurantium L. ssp. *aurantium* (*C. aurantium* L. ssp. *amara* Engl.)

AG: Beruhigendes Nervenmittel bei Erregungszuständen und Schlaflosigkeit

D: 1–2 g (1–2 TL) auf 150 ml, 5 min;
als mildes Sedativum abends 1–2 Tassen

A: Akutbeschwerden > 1 Woche oder periodisch wiederkehrend:
Arzt konsultieren

H: Zur Geschmacksverbesserung von Teemischungen,
keine Bedenken gegen Verwendung als Geschmacks- und Geruchskorrigens

KI: Nicht bekannt

UW: Nicht bekannt

WW: Nicht bekannt

M: Ph. Eur., Komm. E 0 (Pomeranzenblüten, Aurantii flos)

AG = Anwendungsgebiete, D = Dosierung, A = Anwendung, H = Hinweise, KI = Kontraindikationen, UW = Unerwünschte Wirkungen, WW = Wechselwirkungen, M = Monographien

Bitterorangenschale

Aurantii amari epicarpium et mesocarpium
Citrus aurantium L. ssp. *aurantium* (*C. aurantium* L. ssp. *amara* Engl.)

AG:	Bei Appetitlosigkeit, Verdauungsbeschwerden, Völlegefühl und Blähungen
D:	2 g (1/2 TL) auf 150 ml, 10–15 min, 2–3 × tgl. 1 Tasse, zur Appetitanregung vor dem Essen, bei Verdauungsbeschwerden nach dem Essen
A:	Akutbeschwerden > 1 Woche oder periodisch wiederkehrend: Arzt konsultieren
H:	Geschmacksdroge; Bestandteil von Lebkuchen-, Glühweingewürz
KI:	Nicht bekannt
UW:	Photosensibilisierung insbes. bei hellhäutigen Personen möglich
WW:	Nicht bekannt
M:	Ph. Eur., Komm. E +, Stand.-Zul. (Pomeranzenschale), ÖAB (Bitterorangenfluidextrakt)
FAM:	Kombinationspräparat: Carminativum® Hetterich Liquid

AG = Anwendungsgebiete, D = Dosierung, A = Anwendung, H = Hinweise, KI = Kontraindikationen, UW = Unerwünschte Wirkungen, WW = Wechselwirkungen, M = Monographien

Blutweiderichkraut

Lythri herba
Lythrum salicaria L.

AG:	**Innerl.**: Bei Durchfall und chron. Darmkatarrh; bei Menstruationsbeschwerden. **Äußerlich**: Behandlung von Krampadern, bei Zahnfleischbluten, Hämorrhoiden, Ekzemen
D:	**Innerl.**: Infus aus 4,5 g Droge auf 150 ml Wasser; 2–3 Tassen/d. **Äußerlich**: 30 g auf 150 ml Alkohol 20 %, 5 Tage -Ansatz; 2–3 TL /d
A:	Akutbeschwerden > 1 Woche oder periodisch wiederkehrend: Arzt konsultieren
KI:	Unzureichende Information zur Klassifizierung
UW:	Nicht bekannt
WW:	Nicht bekannt
M:	Ph. Eur.
FAM:	Monopräparat in Frankreich mit 660 mg Fluidextrakt gebräuchlich

AG = Anwendungsgebiete, D = Dosierung, A = Anwendung, H = Hinweise, KI = Kontraindikationen, UW = Unerwünschte Wirkungen, WW = Wechselwirkungen, M = Monographien

Bockshornsamen

Trigonella foenugraeci semen
Trigonella foenum-graecum L.

AG: **Innerl.:** Bei Appetitlosigkeit
Äußerlich: Bei lokalen Entzündungen

D: **Innerl.:** 2 g zerkl. Droge mit etwas Flüssigkeit
3 × tgl. vor den Mahlzeiten,
Kaltmazerat: 0,5 g (1/4 TL) auf 150 ml, 3 h,
mehrmals tgl. 1 Tasse trinken,
Tagesdosis: 6 g Droge
Äußerlich: Breiumschlag: 50 g gepulverte Droge mit 250 ml Wasser,
5 min lang kochen, 1 × tgl.

A: Akutbeschwerden > 1 Woche oder periodisch wiederkehrend:
Arzt konsultieren

KI: Schwangerschaft

UW: Sensibilisierung bei wiederholter äußerlicher Anwendung der Droge
möglich

WW: Nicht bekannt

M: Ph. Eur., Komm. E +, ESCOP, WHO, Stand.-Zul., HMPC Vorb.

FAM: Kombinationspräparat: Bockshorn- und Nachtkerzenöl Hautkapseln®
NA

AG = Anwendungsgebiete, D = Dosierung, A = Anwendung, H = Hinweise, KI = Kontraindikationen, UW = Unerwünschte Wirkungen, WW = Wechselwirkungen, M = Monographien

Bohnenschalen

Phaseoli pericarpium (Ph. fructus sine semine)
Phaseolus vulgaris L.

AG: Zur unterstützenden Behandlung bei dysurischen Beschwerden

D: 2,5–5 g (2–3 TL) auf 150 ml, 10–15 min,
2–3 tgl. 1 Tasse,
Tagesdosis: 5–15 g Droge

A: Akutbeschwerden > 1 Woche oder periodisch wiederkehrend:
Arzt konsultieren

KI: Nicht bekannt

UW: Nicht bekannt

WW: Nicht bekannt

M: DAC, Komm. E +

FAM: Kombinationspräparate: Biofax® classic, Reduquick®

AG = Anwendungsgebiete, D = Dosierung, A = Anwendung, H = Hinweise, KI = Kontraindikationen, UW = Unerwünschte Wirkungen, WW = Wechselwirkungen, M = Monographien

Boldoblätter

Boldi folium

Peumus boldus Molina

AG: Bei leichten krampfartigen Magen-Darm-Störungen und dyspeptischen Beschwerden

D: 1–2 g (1–2 TL) auf 150 ml, 10–15 min,
2–3 × tgl. 1 Tasse,
mittlere Tagesdosis 3,0–4,5 g

A: Akutbeschwerden > 1 Woche oder periodisch wiederkehrend:
Arzt konsultieren

H: Bei Gallensteinleiden nur nach Rücksprache mit dem Arzt anwenden; aufgrund des Askaridolgehaltes dürfen das äth. Öl sowie Destillate aus Boldoblättern nicht verwendet werden.

KI: Verschluss der Gallenwege, schwere Lebererkrankungen

UW: Nicht bekannt

WW: Nicht bekannt

M: Ph. Eur., Komm. E +, ESCOP, HMPC trad., Stand.-Zul.,

AG = Anwendungsgebiete, D = Dosierung, A = Anwendung, H = Hinweise, KI = Kontraindikationen, UW = Unerwünschte Wirkungen, WW = Wechselwirkungen, M = Monographien

Brennnesselblätter (B), Brennnesselkraut (K)

Urticae folium, U. herba

Urtica dioica L., U. urens L.

AG:	**Innerl.**: Bei Miktionsbeschwerden bei Prostataadenom Stadium I–II, Durchspülungstherapie bei entzündlichen Erkrankungen der ableitenden Harnwege, vorbeugend bei Nierengrieß. **Äußerlich**: Als Adjuvans bei rheumatischen Beschwerden
D:	**Innerl.**: 4 g (4 TL) auf 150 ml, 10 min, auch Kaltansatz; als Diuretikum 2–3 tgl. 1 Tasse trinken, Tagesdosis: 8–12 g Droge. **Äußerlich**: Tinktur/Spiritus (1:10)
A:	Akutbeschwerden > 1 Woche oder periodisch wiederkehrend: Arzt konsultieren
H:	Auf ausreichende Flüssigkeitszufuhr achten (Mindestmenge 2 L/d)
KI:	Nicht geeignet zur Ausschwemmung von Ödemen infolge eingeschränkter Herz- und Nierentätigkeit
UW:	Nicht bekannt
WW:	Nicht bekannt
M:	Ph. Eur. (B), Ph. Helv. (K), DAC (K), Komm. E + (B, K), Stand.-Zul. (K), ESCOP (B, K) HMPC Kraut: trad., Blätter: Vorb.
FAM:	**Blätter:** Valverde® Rheuma 600 mg, Natulind® 600 mg, Rheuma HEK® 268 mg, Selenk® Rheuma HEK forte 600 mg **Kraut:** Kneipp® Entwässerung, Brennessel und diverse Kombinationspräparate mit Brennnesselwurzel

AG = Anwendungsgebiete, D = Dosierung, A = Anwendung, H = Hinweise, KI = Kontraindikationen, UW = Unerwünschte Wirkungen, WW = Wechselwirkungen, M = Monographien

Brennnesselwurzel

Urticae radix

Urtica dioica L., *U. urens* L.

AG:	Bei Miktionsbeschwerden aufgrund eines Prostata-Adenoms (Stadium I–II)
D:	1,5 g (1 TL) auf 150 ml, 1 min lang kochend halten, 10 min ziehen, 2–4 × tgl. 1 Tasse, Tagesdosis: 4–6 g Droge
A:	Diese Droge mildert nur die Symptome, behebt aber nicht die Ursache; daher sollte in regelmäßigen Abständen ein Facharzt konsultiert werden.
H:	Auf ausreichende Flüssigkeitszufuhr achten (Mindestmenge 2 L/d)
KI:	Nicht bekannt
UW:	Gelegentlich leichte Magen-Darm-Beschwerden
WW:	Nicht bekannt
M:	DAB, Komm. E +, ESCOP, WHO, HMPC Vorb.
FAM:	Bazoton® uno, Prostaforton® uno, Prostamed® urtica, Urol® pros; Kombinationspräparat: Prostagutt® forte

AG = Anwendungsgebiete, D = Dosierung, A = Anwendung, H = Hinweise, KI = Kontraindikationen, UW = Unerwünschte Wirkungen, WW = Wechselwirkungen, M = Monographien

Brombeerblätter

Rubi fruticosi folium

Rubus fruticosus L., syn. *R. fruticosus* agg.

AG: **Innerl.**: Leichte unspezifische, akute Durchfallerkrankungen.
Lokal: Leichte Entz. der Mund- und Rachenschleimhaut

D: **Innerl.**: 1,5 g (1–2 TL) auf 150 ml, 10–15 min,
2–3 × tgl. 1 Tasse zwischen den Mahlzeiten,
Tagesdosis: 2–5 g Droge.
Lokal: Bereitung wie Teeaufguss zum Spülen und Gurgeln

A: Sollten die Durchfälle > 3–4 Tage anhalten: Arzt konsultieren

KI: Nicht bekannt

UW: Nicht bekannt

WW: Nicht bekannt

M: DAC, Komm. E +, Stand.-Zul.

AG = Anwendungsgebiete, D = Dosierung, A = Anwendung, H = Hinweise, KI = Kontraindikationen, UW = Unerwünschte Wirkungen, WW = Wechselwirkungen, M = Monographien

Bruchkraut

Herniariae herba
Herniaria glabra L.

AG:	Bei Beschwerden im Bereich der Nieren und der ableitenden Harnwege, bei Erkrankungen der Atemwege
D:	1,5 g (1 TL) auf 150 ml kalt angesetzt, 5 min kochen, als Diuretikum 2–3 × tgl. 1 Tasse trinken
A:	Akutbeschwerden > 1 Woche oder periodisch wiederkehrend: Arzt konsultieren
H:	Wirksamkeit nicht belegt, keine Risiken
KI:	Nicht bekannt
UW:	Nicht bekannt
WW:	Nicht bekannt
M:	DAC, ÖAB, Komm. E 0

AG = Anwendungsgebiete, D = Dosierung, A = Anwendung, H = Hinweise, KI = Kontraindikationen, UW = Unerwünschte Wirkungen, WW = Wechselwirkungen, M = Monographien

Brunnenkressenkraut

Nasturtii herba

Nasturtium officinale R. Br.

AG: **Innerl.**: Bei Katarrhen der oberen Atemwege

D: 2 g /150 ml, 10 min, 2–3 Tassen v. d. E.;
Tagesdosis: 4–6 g, 20–30 g frisches Kraut,
60–150 g Frischpflanzenpresssaft; Zubereitungen entsprechend

A: Akutbeschwerden > 1 Woche oder periodisch wiederkehrend:
Arzt konsultieren

H: Anwendung nicht > 6 Wochen
Verwendung auch als Gemüse oder Gewürz

KI: Magen-, Darmulzera, entzündliche Nierenerkr.
Kinder < 4 Jahre

UW: Kontaktallergien möglich (Senföle)

WW: Nicht bekannt

M: EB 6, Komm. E +

AG = Anwendungsgebiete, D = Dosierung, A = Anwendung, H = Hinweise, KI = Kontraindikationen, UW = Unerwünschte Wirkungen, WW = Wechselwirkungen, M = Monographien

Buchweizenkraut

Fagopyri herba
Fagopyrum esculentum Moench

AG: Bei venösen Stauungen und Krampfaderbildung

D: Ca. 2 g (2 TL) auf 150 ml, 10–15 min,
2–3 × tgl. über 4–8 Wochen

A: Akutbeschwerden > 1 Woche oder periodisch wiederkehrend:
Arzt konsultieren

H: **Wirksamkeit bei venösen Stauungen und Krampfaderbildung nicht belegt;**
Anwendung bei chron. venöser Insuffizienz (CVI) durch klin. Doppelblindstudie belegt

KI: Nicht bekannt

UW: Bei Tieren bei Aufnahme größerer Mengen von frischem Buchweizenkraut durch die photosensibilisierende Wirkung der Naphthodianthrone Phototoxikosen möglich

WW: Nicht bekannt

M: Ph. Eur.

FAM: Kombinationspräparat: Fagorutin® Buchweizentabletten

AG = Anwendungsgebiete, D = Dosierung, A = Anwendung, H = Hinweise, KI = Kontraindikationen, UW = Unerwünschte Wirkungen, WW = Wechselwirkungen, M = Monographien

Cascararinde

Rhamni purshianae cortex
Frangula purshiana (DC.) J. G. Cooper, syn. *Rhamnus purshiana* DC.

AG: Obstipation

D: Bis zu 2 g (1 TL) auf 150 ml, 10–15 min,
morgens und/oder abends 1 Tasse frischen Tee trinken,
Tagesdosis: 20–30 mg Hydroxyanthracen-Derivate;
die individuell richtige Dosierung ist die geringste, die erforderlich ist, um einen weich geformten Stuhl zu erhalten.

A: Dauer der Anwendung: auf kurze Zeiträume (max. 1–2 Wochen) begrenzen

H: Eine zu lange Dauer der Anwendung kann zu einer Verstärkung der Darmträgheit führen, allgemein auf ballaststoffreiche Ernährung, ausreichende Flüssigkeitszufuhr und viel Bewegung achten.

KI: Darmverschluss, akut-entzündliche Erkrankungen des Darmes (Morbus Crohn, Colitis ulcerosa, Appendizitis), abdominale Schmerzen unbekannter Ursache;
Kinder < 12 J.; Schwangerschaft und Stillzeit

UW: In Einzelfällen krampfartige Magen-Darm-Beschwerden, bei häufiger und lang dauernder Anwendung oder Überdosierung Elektrolytverluste (Kalium!), Albuminurie, Hämaturie

WW: Durch Kaliumverluste → Herzglykosidwirkung ↑,
Beeinflussung der Wirkung von Antiarrhythmika

M: Ph. Eur., Komm. E +, Stand.-Zul., ESCOP, WHO, HMPC wiss.

FAM: Legapas® Tabletten, Tropfen

AG = Anwendungsgebiete, D = Dosierung, A = Anwendung, H = Hinweise, KI = Kontraindikationen, UW = Unerwünschte Wirkungen, WW = Wechselwirkungen, M = Monographien

Cayennepfeffer

Capsici fructus
Capsicum frutescens L.

AG:	Bei schmerzhaften Muskelspannungen im Schulter-Arm-Bereich sowie im Bereich der Wirbelsäule
D:	Salben: 0,02–0,05 % Capsaicinoide, Linimente: 0,005–0,01 % Capsaicinoide, Pflaster: 10–40 µg/cm^2 Capsaicinoide
A:	Die äußere Anwendung sollte auf 2 Tage begrenzt sein; am gleichen Applikationsort erst wieder nach 2 Wochen anwenden.
H:	Keine zusätzliche Wärmebehandlung, Capsicum-Zubereitungen reizen die Schleimhäute sehr stark; nicht in die Augen kommen lassen!
KI:	Geschädigte Hautpartien; Überempfindlichkeit gegen Capsicum-Zuber.
UW:	In seltenen Fällen Überempfindlichkeitsreaktionen
WW:	Nicht bekannt
M:	Ph. Eur., ESCOP, ÖAB (Cayennepfefferextrakt), Komm. E +
FAM:	Dolobene® Hot 53 mg Creme, Finalgon® Capsicum Creme, Hot Thermo Dura® C Creme, Rheumamed® Schmerzsalbe Capsicum, Hansaplast® Med ABC Wärmepflaster

AG = Anwendungsgebiete, D = Dosierung, A = Anwendung, H = Hinweise, KI = Kontraindikationen, UW = Unerwünschte Wirkungen, WW = Wechselwirkungen, M = Monographien

Chinarinde

Cinchonae cortex
Cinchona pubescens Vahl

AG: Bei dyspeptischen Beschwerden, bei Blähungen mit Völlegefühl und Appetitlosigkeit

D: 1 g (1 knapper TL) auf 150 ml, 10 min,
zur Appetitanregung 30 min vor den Mahlzeiten 1 Tasse, bei Verdauungsbeschwerden nach den Mahlzeiten 1 Tasse,
Tagesdosis: 1–3 g Droge;
0,6–3 g Chinafluidextr. (4–5 % Gesamtalkaloide),
0,15–0,6 g Chinaextr. (15–20 % Gesamtalkaloide),
Einzeldosen: Extrakt 0,2 g;
Fluidextrakt: 0,5–1 g

A: Akutbeschwerden > 1 Woche oder periodisch wiederkehrend:
Arzt konsultieren

KI: Schwangerschaft;
Überempfindlichkeit gegen China-Alkaloide Chinin, Chinidin

UW: Gelegentlich Überempfindlichkeitsreaktionen wie Hautallergien und Fieber;
selten eine erhöhte Blutungsneigung durch Verminderung der Blutplättchen → Arzt konsultieren,
Sensibilisierung gegen Chinin oder Chinidin möglich

WW: + Blutgerinnungshemmer → Wirkung ↑

M: Ph. Eur., Komm. E +, Stand.-Zul., ÖAB (Chinaextrakt, zusammengesetzte Chinatinktur)

AG = Anwendungsgebiete, D = Dosierung, A = Anwendung, H = Hinweise, KI = Kontraindikationen, UW = Unerwünschte Wirkungen, WW = Wechselwirkungen, M = Monographien

Cimicifugawurzelstock

Cimicifugae rhizoma
Cimicifuga racemosa (L.) Nutt.

AG:	Bei klimakterischen Beschwerden, neurovegetativen prämenstruellen und dysmenorrhöischen Beschwerden
D:	Mittlere Einzelgabe: 1 g Droge, 5–10 min, 3 × tgl. 1 Tasse, Tagesdosis: Als alkohol. Extrakt (äthanolisch-wässrig 40–60 % (V/V) oder isopropanolisch-wässrig 60 % (V/V)), entspr. mindestens 40 mg Droge bzw. 10 mg Extrakt
A:	Akutbeschwerden > 1 Woche oder periodisch wiederkehrend: Arzt konsultieren
H:	Verwendung als Teezubereitungen nicht gebräuchlich, gelegentlich Bestandteil von „Frauentees"; in Fertigarzneimitteln mit standardisierten Extrakten
KI:	Schwangerschaft und Stillzeit; hormonabhängige Tumoren
UW:	Gelegentlich Magenbeschwerden
WW:	Nicht bekannt
M:	EB 6, Komm. E +, ESCOP, WHO, HMPC Vorb.
FAM:	Cefakliman® mono, Klimadynon® uno, Remifemin® u.a.m.

AG = Anwendungsgebiete, D = Dosierung, A = Anwendung, H = Hinweise, KI = Kontraindikationen, UW = Unerwünschte Wirkungen, WW = Wechselwirkungen, M = Monographien

Citronellöl

Citronellae aetheroleum

Cymbopogon winterianus Jowitt

AG: Zur Behandlung innerer Unruhe bei nervösen Befindlichkeitsstörungen, nach Ausschluss organischer Ursachen

D: Als 3/4 Bad mit mind. 4,0 g Öl/100 L

A: Akutbeschwerden > 1 Woche oder periodisch wiederkehrend: Arzt konsultieren

H: Als Zusatz auch in Kosmetikzubereitungen; zur Insektenabwehr

KI: Größere Hautverletzungen, Hautkrankheiten, schwere fieberhafte infektiöse Erkrankungen, Herzinsuffizienz, Hypertonie

UW: Nicht bekannt

WW: Nicht bekannt

M: Ph. Eur.

AG = Anwendungsgebiete, D = Dosierung, A = Anwendung, H = Hinweise, KI = Kontraindikationen, UW = Unerwünschte Wirkungen, WW = Wechselwirkungen, M = Monographien

Condurangorinde

Condurango cortex
Marsdenia condurango Rchb. f.

AG: Bei Appetitlosigkeit, Steigerung der Magensaftsekretion;
in der Pädiatrie auch als Amarum-Aromaticum

D: 1,5 g (1/2 TL) auf 150 ml kaltes Wasser, zum Sieden erhitzen, nach vollständigem Erkalten abseihen;
Weinansatz: 5–10 g (3 TL) auf 100 ml,
mehrere Tage mazerieren,
1 Tasse bzw. 1 Likörglas 30 min vor den Mahlzeiten,
Tagesdosis: 2–4 g Droge

A: Akutbeschwerden > 1 Woche oder periodisch wiederkehrend:
Arzt konsultieren

KI: Nicht bekannt

UW: Nicht bekannt

WW: Nicht bekannt

M: DAC, Ph. Helv. 1987, ÖAB (Rinde, Fluidextrakt), Komm. E +

FAM: Kombinationspräparat: Pascopankreat® Tabletten

AG = Anwendungsgebiete, D = Dosierung, A = Anwendung, H = Hinweise, KI = Kontraindikationen, UW = Unerwünschte Wirkungen, WW = Wechselwirkungen, M = Monographien

Curcumawurzelstock

Curcumae longae rhizoma
Curcuma longa L., syn. *Curcuma domestica* Valcton

AG: Bei dyspeptischen Beschwerden, besonders bei Völlegefühl und vermehrtem Meteorismus nach den Mahlzeiten

D: 1,3 g (1 sehr knapper TL) auf 150 ml, 10–15 min,
2 × tgl. 1 Tasse zwischen den Mahlzeiten;
Pulver: 2–3 × tgl. nach den Mahlzeiten,
Tagesdosis: 1,5–3 g Droge,
Tinktur (1:10): 2–3 × tgl. 10–15 Tr.

A: Akutbeschwerden > 1 Woche oder periodisch wiederkehrend: Arzt konsultieren

H: Verwendung als Droge nicht gebräuchlich; Fertigarzneimittel mit standardisierten Extrakten bevorzugen

KI: Verschluss der Gallenwege, bei Gallensteinleiden nur nach Rücksprache mit dem Arzt

UW: Nicht bekannt

WW: Nicht bekannt

M: DAC, Komm. E +, ESCOP, WHO, Stand.-Zul., HMPC trad.

FAM: Curcu-Truw® Kps.; Kombinationspräparate: Enzym-Harongan® Tabletten, Magen-Kräuter-Verdauungs-Kapseln®, Chol Arbuz® NF Dragees

AG = Anwendungsgebiete, D = Dosierung, A = Anwendung, H = Hinweise, KI = Kontraindikationen, UW = Unerwünschte Wirkungen, WW = Wechselwirkungen, M = Monographien

Digitalis-lanata-Blätter

Digitalis lanatae folium
Digitalis lanata Ehrh.

AG: Bei Herzinsuffizienz, insbes. bei Hypertonie

D: Wegen ungenügender Reproduzierbarkeit bei der Herstellung der Drogenauszüge und der geringen therapeutischen Breite **nur noch Verwendung der isolierten Herzglykoside**

H: Als Rohmaterial zur Isolierung von Cardenolidglykosiden eingesetzt

KI: AV-Block II. und III. Grades, Hypercalcämie, Hypokaliämie, hypertropher Kardiomyopathie, Karotissinussyndrom, Kammertachykardie, thorakales Aortenaneurisma, Wolff-Parkinson-White-Syndrom

UW: Tonussteigerungen im Magen-Darm-Bereich, Appetitlosigkeit, Erbrechen, Durchfälle und Kopfschmerzen, Störung des Farbensehens, Arrhythmien

WW: + Arrhythmogene Subst. → Herzarrhythmien ↑
+ Enzyminduktoren → Wirkung ↓
+ Antazida → Resorption ↓
+ Laxanzien und Thiazid-, Schleifendiuretika →
Kalium ↓ → Wirkung ↑
+ Calcium → Wirkung ↑

M: DAB 1996, ÖAB

AG = Anwendungsgebiete, D = Dosierung, A = Anwendung, H = Hinweise, KI = Kontraindikationen, UW = Unerwünschte Wirkungen, WW = Wechselwirkungen, M = Monographien

Digitalis-purpurea-Blätter

Digitalis purpurea folium
Digitalis purpurea L.

AG: Bei Herzinsuffizienz, insbesondere bei Hypertonie

D: Wegen ungenügender Reproduzierbarkeit bei der Herstellung der Drogenauszüge und der geringen therapeutischen Breite **nur noch Verwendung der isolierten Herzglykoside**

KI: AV-Block II. und III. Grades, Hypercalcämie, Hypokaliämie, hypertrophe Kardiomyopathie, Karotissinussyndrom, Kammertachykardie, thorakales Aortenaneurisma, Wolff-Parkinson-White-Syndrom

UW: Tonussteigerungen im Magen-Darm-Bereich, Appetitlosigkeit, Erbrechen, Durchfälle; Kopfschmerzen, Störung des Farbensehens; Arrhythmien

WW: + Arrhythmogene Subst. $\rightarrow$ Herzarrhythmien $\uparrow$
         + Enzyminduktoren $\rightarrow$ Wirkung $\downarrow$
         + Antazida $\rightarrow$ Resorption $\downarrow$
         + Laxanzien und Thiazid-, Schleifendiuretika
         $\rightarrow$ Kalium $\downarrow$ $\rightarrow$ Wirkung $\uparrow$
         + Calcium $\rightarrow$ Wirkung $\uparrow$

M: Ph. Eur.

AG = Anwendungsgebiete, D = Dosierung, A = Anwendung, H = Hinweise, KI = Kontraindikationen, UW = Unerwünschte Wirkungen, WW = Wechselwirkungen, M = Monographien

Dill

Anethi fructus

Anethum graveolens L. ssp. *graveolens*

AG:	Bei dyspeptischen Beschwerden
D:	Mittlere Tagesdosis: 3 g (1 TL) Droge
H:	Verwendung als Gewürz
KI:	Nicht bekannt
UW:	Nicht bekannt
WW:	Nicht bekannt
M:	EB 6, Komm. E +, WHO
FAM:	Kombinationspräparat: Tetesept® Magen-Darm-Tropfen

AG = Anwendungsgebiete, D = Dosierung, A = Anwendung, H = Hinweise, KI = Kontraindikationen, UW = Unerwünschte Wirkungen, WW = Wechselwirkungen, M = Monographien

Dostenkraut

Origani herba
Origanum onites L., *O. vulgare* L. ssp. *hirtum* (Link) Ietsw.

AG: Volksmedizinisch: bei Erkrankungen der Atemwege, als krampf-
lösendes Hustenmittel; bei GI-Beschwerden, als Diuretikum

D: **Innerl.**: 1,5–3 g (1,5–3 TL) auf 150 ml, 5–10 min,
mehrmals tgl. 1 Tasse.
Äußerlich: Zum Gurgeln und Mundspülen ungesüßte Teezubereitungen

A: Akutbeschwerden > 1 Woche oder periodisch wiederkehrend:
Arzt konsultieren

H: Wirksamkeit der Droge nicht belegt
→therapeutische Anw. nicht befürwortet

KI: Nicht bekannt

UW: Nicht bekannt

WW: Nicht bekannt

M: Ph. Eur., Komm. E 0

FAM: Origanum vulgare Urtinktur, DHU

AG = Anwendungsgebiete, D = Dosierung, A = Anwendung, H = Hinweise, KI = Kontraindikationen, UW = Unerwünschte Wirkungen, WW = Wechselwirkungen, M = Monographien

Eberwurz

Carlinae radix
Carlina acaulis L.

AG: **Innerl.**: Bei atonischer Gastritis, Erkrankungen der Gallenwege, dyspeptischen Beschwerden und bei fieberhaften Erkältungen.
Äußerlich: Bei Dermatosen sowie bei Wunden und Geschwüren

D: **Innerl.**: 1–3 (1 TL) g auf 150 ml,
10 min kochen, 30 min ziehen lassen,
3 × tgl. 1 Tasse zwischen den Mahlzeiten.
Äußerlich: 30 g (10 TL) 1 L Wasser,
10 min kochen, 30 min ziehen lassen,
als lindernde Spülung

A: Akutbeschwerden > 1 Woche oder periodisch wiederkehrend:
Arzt konsultieren

H: Wirksamkeit nicht belegt;
Bestandteil von „Schwedenbitter"

KI: Nicht bekannt

UW: Nicht bekannt;
bei höheren Dosen Erbrechen, Durchfall

WW: Nicht bekannt

M: EB 6

AG = Anwendungsgebiete, D = Dosierung, A = Anwendung, H = Hinweise, KI = Kontraindikationen, UW = Unerwünschte Wirkungen, WW = Wechselwirkungen, M = Monographien

Efeublätter

Hederae folium
Hedera helix L.

AG: Bei chronisch-entzündlichen Bronchialerkrankungen zur symptomatischen Behandlung, bei Katarrhen der Atemwege wie Keuchhusten
und spastischer Bronchitis

D: Mittlere Tagesdosis: 0,3 g (1 TL entspr. 1 g)

A: Akutbeschwerden > 1 Woche oder periodisch wiederkehrend:
Arzt konsultieren

H: Verwendung als Teezubereitung wegen geringer mittlerer Tagesdosis
nicht gebräuchlich; Fertigarzneimittel mit standardisierten Extrakten
bevorzugen

KI: Bekannte Allergien gegen Efeu und dessen Zubereitungen

UW: Sensibilisierung möglich

WW: Nicht bekannt

M: Ph. Eur., Komm. E +, ESCOP, HMPC Vorb.

FAM: Bronchoforton® Saft, Hedelix®, Prospan®, Sedotussin® Efeu u.a.m.;
Kombinationspräparate: Bronchipret®-Tropfen/Saft, Muc Sabana®
Lösung

AG = Anwendungsgebiete, D = Dosierung, A = Anwendung, H = Hinweise, KI = Kontraindikationen, UW = Unerwünschte Wirkungen, WW = Wechselwirkungen, M = Monographien

Ehrenpreiskraut

Veronicae herba

Veronica officinalis L.

AG: **Innerl.:** Als Expektorans bei Beschwerden im Bereich der Atemwege
Äußerlich: Als Gurgelmittel bei Schleimhautentzündung im Mund-
und Rachenraum, zur Förderung der Wundheilung, bei chronischen
Hautleiden, Hautjucken und Fußschweiß

D: **Innerl.:** 1,5 g (1 TL) auf 150 ml, 10 min,
2–3 × tgl. 1 Tasse.
Äußerlich: Für Waschungen und Umschläge,
10–20 g auf 1L Wasser, 10 min kochen

A: Akutbeschwerden >1 Woche oder periodisch wiederkehrend:
Arzt konsultieren

H: Wirksamkeit nicht belegt

KI: Nicht bekannt

UW: Nicht bekannt

WW: Nicht bekannt

M: DAC, Komm. E 0

AG = Anwendungsgebiete, D = Dosierung, A = Anwendung, H = Hinweise, KI = Kontraindikationen, UW = Unerwünschte Wirkungen, WW = Wechselwirkungen, M = Monographien

Eibischblätter

Althaeae folium
Althaea officinalis L.

AG:	**Innerl.**: Linderung von trockenem Reizhusten. **Lokal:** Bei Schleimhautentz. im Mund- und Rachenraum
D:	**Innerl.**: 1–2 g (2 TL) auf 150 ml, 10 min, auch Kaltansatz, 1 h, mehrmals tgl. 1 Tasse leicht erwärmt, Tagesdosis: 5 g Droge. **Lokal:** Zum Gurgeln und Spülen siehe **D: Innerl.**
A:	Akutbeschwerden > 1 Woche oder periodisch wiederkehrend: Arzt konsultieren
KI:	Nicht bekannt
UW:	Nicht bekannt
WW:	Die Resorption anderer, gleichzeitig eingenommener Arzneimittel kann verzögert werden
M:	Ph. Eur., Komm. E +, Stand.-Zul.

AG = Anwendungsgebiete, D = Dosierung, A = Anwendung, H = Hinweise, KI = Kontraindikationen, UW = Unerwünschte Wirkungen, WW = Wechselwirkungen, M = Monographien

Eibischwurzel

Althaeae radix
Althaea officinalis L.

AG: **Innerl.:** Zur Linderung bei trockenem Reizhusten, bei leichter Entz. der Magenschleimhaut.
Lokal: Bei Schleimhautentz. im Mund- und Rachenraum.
Äußerlich: Bei Entzündungen, Geschwüren, Abszessen und Verbrennungen der Haut

D: **Innerl.:** 2 g (1/2 TL) auf 150 ml kaltes Wasser,
unter häufigem Umrühren 90 min,
mehrmals tgl. 1 Tasse leicht erwärmt trinken,
Tagesdosis: 6 g.
Äußerlich: Wässrige Auszüge für Umschläge

A: Akutbeschwerden > 1 Woche oder periodisch wiederkehrend: Arzt konsultieren

KI: Nicht bekannt

UW: Nicht bekannt

WW: Die Resorption anderer, gleichzeitig eingenommener Arzneimittel kann verzögert werden

M: Ph. Eur., Komm. E +., Stand.-Zul., ESCOP, WHO, HMPC trad.

FAM: Phytohustil® Hustenreizstiller; Kombinationspräparate: Heumann Bronchialtee Solubifix T®, Afra Blauveilchensaft® N, Imupret®

AG = Anwendungsgebiete, D = Dosierung, A = Anwendung, H = Hinweise, KI = Kontraindikationen, UW = Unerwünschte Wirkungen, WW = Wechselwirkungen, M = Monographien

Eichenrinde

Quercus cortex
Quercus robur L.

AG:	**Innerl.**: Bei unspezifischer akuter Diarrhö. **Äußerlich**: Entzündliche Hauterkrankungen. **Lokal**: Leichte Schleimhautentz. im Mund- und Rachenbereich, Entzündungen im Anal-, Genitalbereich
D:	**Innerl.**: 1 g (1/3 TL) auf 150 ml, Kaltansatz und kurz aufkochen, 5–10 min, 3 × tgl. 1 Tasse, Tagesdosis: 3 g Droge. **Äußerlich**: Badezusatz: Teil-, Vollbad: 500 g auf 100 L, Umschläge: 20 g auf 1 L Wasser, 15–20 min aufkochen. **Lokal**: Spül-, Gurgellösung 20 g auf 1 L Wasser, 15–20 min aufkochen
A:	Bei Durchfällen nicht > 3–4 Tage, dann Arzt konsultieren; sonst nicht > 2–3 Wochen
H:	Resorption von Alkaloiden und anderen basischen Arzneistoffen kann reduziert werden
KI:	Bei großflächigen Hautschäden keine äußerl. Anwendung; Vollbäder auch nicht bei fieberhaften und infektiösen Erkrankungen, Herzinsuffizienz der Stadien III–IV (NYHA), Hypertonie im Stadium IV (WHO), nur nach Rücksprache mit dem Arzt
UW:	Nicht bekannt
WW:	Resorption von Alkaloiden und anderen basischen Arzneistoffen kann behindert werden
M:	Ph. Eur., Komm. E +, Stand.-Zul., HMPC Vorb.
FAM:	Extern: Quercus Essenz® Wala Quercus e cortice Decoctum 10 %, Quercus Cortex 5 % Salbe Weleda®; Kombinationspräparat: Imupret®

AG = Anwendungsgebiete, D = Dosierung, A = Anwendung, H = Hinweise, KI = Kontraindikationen, UW = Unerwünschte Wirkungen, WW = Wechselwirkungen, M = Monographien

Eisenkraut

Verbenae herba
Verbena officinalis L.

AG: **Innerl.**: Als Sekretolytikum bei Erkrankungen der Atemwege, Beschwerden im Bereich der Nieren und ableitenden Harnwege, zur Förderung der Milchsekretion, bei rheumatischen Erkrankungen. **Lokal**: Als Gurgelmittel bei Erkrankungen der Mund- und Rachenhöhle

D: **Innerl.**: 1,5 g (1 TL) auf 150 ml, 5–10 min, bis zu 3 × tgl. 1 Tasse. **Lokal**: Infus: 5–20 g Droge auf 1 L, 5–10 min

A: Akutbeschwerden > 1 Woche oder periodisch wiederkehrend: Arzt konsultieren

H: Wirksamkeit nicht belegt; sekretolytische Wirkung bei Katarrhen der oberen Luftwege in fixen Kombinationen denkbar

KI: Schwangerschaft

UW: Nicht bekannt

WW: Nicht bekannt

M: Ph. Eur., Komm. E 0

FAM: Kombinationspräparat: Sinupret® (forte)

AG = Anwendungsgebiete, D = Dosierung, A = Anwendung, H = Hinweise, KI = Kontraindikationen, UW = Unerwünschte Wirkungen, WW = Wechselwirkungen, M = Monographien

Enzianwurzel

Gentianae radix
Gentiana lutea L.

AG: Bei Verdauungsbeschwerden verursacht durch mangelnde Magensaft-sekretion, Appetitlosigkeit sowie Völlegefühl und Blähungen

D: 1 g (1/3 TL) auf 150 ml, 10–15 min,
mehrmals tgl. 1 Tasse,
zur Appetitanregung 30 min vor den Mahlzeiten,
bei Verdauungsbeschwerden nach den Mahlzeiten, kalt oder lauwarm trinken,
Tagesdosis: 2–4 g Droge

A: Akutbeschwerden > 1 Woche oder periodisch wiederkehrend:
Arzt konsultieren

H: Bestandteil von „Schwedenbitter"

KI: Magen- und Zwölffingerdarmgeschwüre

UW: In seltenen Fällen bei empfindlichen Personen Kopfschmerzen

WW: Nicht bekannt

M: Ph. Eur., Komm. E +, Stand.-Zul., ESCOP, WHO, ÖAB (Enzianextrakt), HMPC trad.

FAM: Kombinationspräparate: Abdomilon® N, Presselin Verdauungs-tropfen®, Sedovent® Verdauungstropfen, Sinupret® (forte)

AG = Anwendungsgebiete, D = Dosierung, A = Anwendung, H = Hinweise, KI = Kontraindikationen, UW = Unerwünschte Wirkungen, WW = Wechselwirkungen, M = Monographien

Ephedrakraut

Ephedrae herba
Ephedra sinica Stapf, *E. shennungiana* T. H. Tang

AG: Bei Atemwegserkrankungen mit leichtem Bronchospasmus

D: Einzeldosis:
Erwachsene: Zubereitungen max. 15–30 mg Gesamtalkaloide,
Kinder: Zubereitungen max. 0,5 mg
Gesamtalkaloide/kg KG; höchste Tagesdosis:
Erwachsene: Zubereitungen max. 300 mg Gesamtalkaloide,
Kinder: Zubereitungen max. 2 mg Gesamtalkaloide/kg KG

A: Anwendung nur unter ärztlicher Aufsicht und gemäß den Vorgaben
des Arztes

H: Verwendung als Teezubereitungen nicht gebräuchlich, vereinzelt
Bestandteil von Teemischungen; Fertigarzneimittel mit Ephedrin-
gehalt bevorzugen;
Gefahr der Tachyphylaxie/Gewöhnung → nur kurzfristig anwenden,
Abhängigkeitspotenzial;
ephedrinhaltige Zubereitungen stehen auf der Doping-Liste von
DSB/IOC; bronchodilatatorische Wirksamkeit nicht immer zuverlässig

KI: Angst-, Unruhezustände, Bluthochdruck, Engwinkelglaukom, Hirn-
durchblutungsstörungen, Prostataadenom mit Restharnbildung,
Phäochromocytom, Thyreotoxikose

UW: Schlaflosigkeit, motorische Unruhe, Reizbarkeit, Kopfschmerzen,
Übelkeit, Erbrechen, Miktionsstörungen, Tachykardien,
bei höheren Dosen: Blutdruck ↑↑, Herzrhythmusstörungen

WW: + herzwirksame Glykoside, Halothan → Herzrhythmusstörungen,
+ MAO-Hemmer, Guanethidin → sympathomimet. Wirkung ↑
+ Mutterkorn-Alkaloide, Oxytocin → Blutdruck ↑

M: DAB, Komm. E +

AG = Anwendungsgebiete, D = Dosierung, A = Anwendung, H = Hinweise, KI = Kontraindikationen, UW = Unerwünschte Wirkungen, WW = Wechselwirkungen, M = Monographien

Erdbeerblätter

Fragariae folium
Fragaria vesca L.

AG: Volksmedizinisch: Extern: Bei Ausschlägen, zum Gurgeln bei Entzündungen des Zahnfleisches, Mundes, Halses;
bei der Behandlung von Durchfall, GI-Katarrhen

D: 1 g (1 TL) auf 150 ml, mehrmals tgl. 1 Tasse,
Durchfall: 375 g grüne Blätter auf 1150 ml Wasser, Einkochen auf 550 ml, alle 3–4 Stunden einen TL

A: Akutbeschwerden > 1 Woche oder periodisch wiederkehrend:
Arzt konsultieren

H: Keine Bedenken bei Verwendung als Fülldroge
Wirksamkeit der Droge nicht belegt
→ therapeutische Anw. nicht befürwortet

KI: Überempfindlichkeitsreaktionen bei prädisponierten Personen möglich;

UW: Nicht bekannt

WW: Nicht bekannt

M: DAC, Komm. E –

FAM: Vitis® comp. Tabl.

AG = Anwendungsgebiete, D = Dosierung, A = Anwendung, H = Hinweise, KI = Kontraindikationen, UW = Unerwünschte Wirkungen, WW = Wechselwirkungen, M = Monographien

Erdrauchkraut

Fumariae herba
Fumaria officinalis L.

AG: Bei krampfartigen Beschwerden im Bereich der Gallenblase und der Gallenwege sowie des Magen-Darm-Traktes

D: 2–4 g (1–2 TL) auf 150 ml, 10 min,
2–3 × tgl. 1 Tasse 30 min vor den Mahlzeiten warm trinken,
Tagesdosis: 6 g Droge

A: Akutbeschwerden > 1 Woche oder periodisch wiederkehrend: Arzt konsultieren

KI: Nicht bekannt

UW: Nicht bekannt

WW: Nicht bekannt

M: Ph. Eur., Komm. E +, Stand.-Zul., ESCOP

AG = Anwendungsgebiete, D = Dosierung, A = Anwendung, H = Hinweise, KI = Kontraindikationen, UW = Unerwünschte Wirkungen, WW = Wechselwirkungen, M = Monographien

Eschenblätter

Fraxini folium
Fraxinus-Arten

AG: Volksmedizinisch: Bei Rheuma, Gicht, Blasenleiden, gegen Fieber, als Tonikum

D: Nur in fixer Kombination mit anderen Komm.-E- + – Drogen

A: Akutbeschwerden > 1 Woche oder periodisch wiederkehrend: Arzt konsultieren

H: In einer fixen Kombination zusammen mit anderen Komm. E +-Arzneidrogen vertretbar,
Wirksamkeit der Droge nicht belegt
→ therapeutische Anwendung nicht befürwortet

KI: Nicht bekannt

UW: Nicht bekannt

WW: Nicht bekannt

M: Ph. Eur., Komm. E 0

AG = Anwendungsgebiete, D = Dosierung, A = Anwendung, H = Hinweise, KI = Kontraindikationen, UW = Unerwünschte Wirkungen, WW = Wechselwirkungen, M = Monographien

Eucalyptusblätter

Eucalypti folium
Eucalyptus globulus Labill.

AG:	Bei Erkältungskrankheiten der Luftwege
D:	1,5–2 g (1 TL) auf 150 ml, 5–10 min, bis zu 3 × tgl. 1 Tasse, mittlere Tagesdosis: 4–6 g Droge
A:	Akutbeschwerden > 1 Woche oder periodisch wiederkehrend: Arzt konsultieren
KI:	Entzündliche Erkrankungen des Gastrintestinaltraktes und der Gallenwege, schwere Lebererkrankungen; nicht bei Kindern < 2 Jahre
UW:	Selten Übelkeit, Erbrechen, Durchfälle, Allergien
WW:	Das in der Droge enthaltene äth. Öl bewirkt eine Enzyminduktion in der Leber → Wirkung anderer Arzneimittel ↓
M:	Ph. Eur., Komm. E +, Stand.-Zul., WHO
FAM:	Kombinationspräparate: Broncholind®, Kräuter-Bronchialtropfen®

AG = Anwendungsgebiete, D = Dosierung, A = Anwendung, H = Hinweise, KI = Kontraindikationen, UW = Unerwünschte Wirkungen, WW = Wechselwirkungen, M = Monographien

Eucalyptusöl

Eucalypti aetheroleum
Eucalyptus globulus Labill. u. a.

AG: **Innerl.**: Bei Erkältungskrankheiten der Atemwege.
Äußerlich: Bei Erkältungskrankheiten der Atemwege und bei rheumatischen Beschwerden

D: **Innerl.**: 3–6 Tr. in 150 ml warmes Wasser geben und mehrmals tgl. einnehmen
Tagesdosis: 0,3–0,6 g Eucalyptusöl.
Äußerlich: Ölige und halbfeste Formen mit 5–20 %;
Wässrig-äthanolische Zubereitungen mit 5–10 %.
Inhal.: 2–3 Tr. in heißes Wasser und Dämpfe einatmen (Einzeldosis: 0,2 g entspr. 10 Tr.)

A: Akutbeschwerden > 1 Woche oder periodisch wiederkehrend: Arzt konsultieren

KI: **Innerl.**: Entzündliche Erkrankungen im Gastrintestinaltrakt und der Gallenwege, schwere Lebererkrankungen;
Äußerlich: Bei Sgl. und Klkd. nicht im Gesicht, nicht zur Inhal. → Glottiskrampf oder Bronchospasmus bis zu asthmaähnlichen Anfällen oder Atemstillstand

UW: Übelkeit, Erbrechen und Durchfälle, Allergien; Überdosierung → lebensgefährliche Vergiftungen; Kinder: Bereits wenige Tropfen, Erwachsene: > 4–5 ml → Blutdruck ↓, Kollaps, Atemlähmung

WW: Enzyminduktion in der Leber → Wirkung anderer Arzneimittel ↓

M: Ph. Eur., Komm. E +, Stand.-Zul., ESCOP, WHO

FAM: Aspecton® Eukaps, Exeu®, Valverde® Eukalyptus bei Erkältung Kapseln; Kombinationspräparate: Babix Inhalat®, Bronchoforton®, Eucabal Balsam S®, Grippostad® Erkältungsbalsam, Pinimenthol®, Rubrimentöl®, Sogoon Schmerzcreme®, Transpulmin®, Wick Vaporub®, Rheuma- und Schmerzsalbe Winthrop®

AG = Anwendungsgebiete, D = Dosierung, A = Anwendung, H = Hinweise, KI = Kontraindikationen, UW = Unerwünschte Wirkungen, WW = Wechselwirkungen, M = Monographien

Färberdistelblüten (Saflorblüten)

Carthami flos
Carthamus tinctorius L.

AG:	Volksmedizinisch: Als Stimulans, Purgans, Antihydrotikum, Emmenagogum, Abortivum, Expektorans
D:	Einzeldosis: 1 g, Tagesdosis: 3 g
A:	Akutbeschwerden > 1 Woche oder periodisch wiederkehrend: Arzt konsultieren
H:	Als Safranersatz, zur Safranverfälschung
KI:	Schwangerschaft
UW:	Nicht bekannt
WW:	Nicht bekannt
M:	Ph. Eur., WHO

AG = Anwendungsgebiete, D = Dosierung, A = Anwendung, H = Hinweise, KI = Kontraindikationen, UW = Unerwünschte Wirkungen, WW = Wechselwirkungen, M = Monographien

Färberginsterkraut

Genistae herba
Genista tinctoria L.

AG: Bei Nieren- und Blasenleiden, Verdauungsstörungen,
auch bei Gicht

D: 1–2 g (1–2 TL) auf 150 ml, 10 min,
1–2 × tgl. 1 Tasse

A: Akutbeschwerden > 1 Woche oder periodisch wiederkehrend:
Arzt konsultieren

H: Wirksamkeit für die beanspruchten Kriterien bisher nicht ausreichend belegt

KI: Schwangerschaft

UW: Bei Überdosierung → Durchfälle, Symptome einer Cytisinvergiftung

WW: Nicht bekannt

M: DAC

AG = Anwendungsgebiete, D = Dosierung, A = Anwendung, H = Hinweise, KI = Kontraindikationen, UW = Unerwünschte Wirkungen, WW = Wechselwirkungen, M = Monographien

Faulbaumrinde

Frangulae cortex
Frangula almus Mill., syn. *Rhamnus frangula* L.

AG: Obstipation

D: Bis zu 2 g (1/2 TL) auf 150 ml, 10–15 min,
morgens und/oder abends 1 Tasse frischen Tees
Tagesdosis: 20–30 mg Hydroxyanthracenderivate;
die individuell richtige Dosierung ist die geringste, die erforderlich
ist, um einen weich geformten Stuhl zu erhalten

A: Dauer der Anwendung: Auf kurze Zeiträume (max. 1–2 Wochen)
begrenzen, Arzt konsultieren

H: Eine zu lange Dauer der Anwendung kann zu einer Verstärkung der
Darmträgheit führen, allgemein auf ballaststoffreiche Ernährung,
ausreichende Flüssigkeitszufuhr und viel Bewegung achten

KI: Darmverschluss, akut-entzündliche Erkrankungen des Darmes
(Morbus Crohn, Colitis ulcerosa, Appendizitis), abdominale
Schmerzen unbekannter Ursache;
Kinder < 12 Jahre; Schwangerschaft und Stillzeit

UW: In Einzelfällen krampfartige Magen-Darm-
Beschwerden, bei häufiger und lang dauernder
Anwendung oder Überdosierung Elektrolytverluste (Kalium!), Albumi-
nurie, Hämaturie

WW: Durch Kaliumverluste → Herzglykosidwirkung ↑,
Beeinflussung der Wirkung von Antiarrhythmika

M: Ph. Eur., Komm. E +, Stand.-Zul., ESCOP, WHO, ÖAB (Faulbaumfluidex-
trakt), HMPC wiss.

AG=Anwendungsgebiete, D=Dosierung, A=Anwendung, H=Hinweise, KI=Kontraindika-
tionen, UW=Unerwünschte Wirkungen, WW=Wechselwirkungen, M=Monographien

Bitterer Fenchel

Foeniculi amari fructus

Foeniculum vulgare Mill., ssp. *vulgare* Mill., var. *vulgare*

AG: Bei Verdauungsbeschwerden wie leichte krampfartige Magen-Darm-Beschwerden mit Völlegefühl und Meteorismus; bei Katarrhen der Atemwege

D: 2,5 g (1 TL), frisch zerkleinert, auf 150 ml, 10–15 min,
2–3 × tgl. 1 Tasse,
Tagesdosis: 5–7 g

A: Akutbeschwerden > 1 Woche oder periodisch wiederkehrend:
Arzt konsultieren

H: Bittere Varietäten werden hauptsächlich medizinisch verwendet.
Süße Varietäten (*Foeniculum vulgare* Mill., ssp. *vulgare* var. *dulce* (Mill.)
Thellung) ebenfalls in Ph. Eur.

KI: Mit Teeaufgüssen hinsichtlich des Gehaltes an ätherischem Öl
vergleichbaren Zubereitungen nicht bekannt

UW: In Einzelfällen allergische Reaktionen der Haut und Atemwege

WW: Nicht bekannt

M: Ph. Eur., Komm. E +, Stand.-Zul., ESCOP, WHO, HMPC trad.

FAM: Kombinationspräparate: Gastricholan® L, Salus Magentropfen® N

AG = Anwendungsgebiete, D = Dosierung, A = Anwendung, H = Hinweise, KI = Kontraindikationen, UW = Unerwünschte Wirkungen, WW = Wechselwirkungen, M = Monographien

Fichtennadelöl

Piceae aetheroleum
Picea abies (L.) H. Karst.

AG:	**Innerl.**: Katarrhalische Infekte der Atemwege. **Äußerlich**: Katarrhalische Infekte der Atemwege, rheumatische Schmerzen, neuralgiforme Schmerzen und Verspannungszustände
D:	**Innerl.**: 4 Tr. auf 1 Stück Zucker oder in etwas Wasser, 3 × tgl. einnehmen. **Äußerlich**: Mit einigen Tr. die betroffenen Hautareale einreiben, in flüssigen und halbfesten Zuber. 10–50 %, mehrmals tgl. einreiben; Badezusatz: 2 g Öl auf 100 L. **Inhal.**: Mehrmals tgl. 2 g Öl in heißes Wasser geben und die Dämpfe einatmen
A:	Akutbeschwerden > 1 Woche oder periodisch wiederkehrend: Arzt konsultieren
KI:	Keine Inhalation bei Asthma bronchiale, Keuchhusten. Bei großflächigen Hautschäden keine äußerl. Anwendung; Völlbäder auch nicht bei fieberhaften und infektiösen Erkrankungen, Herzinsuffizienz der Stadien III–IV (NYHA), Hypertonie im Stadium IV (WHO), nur nach Rücksprache mit dem Arzt
UW:	Reizerscheinungen an Haut und Schleimhäuten; Verstärkung von Bronchospasmen möglich
WW:	Nicht bekannt
M:	DAB, Komm. E +
FAM:	Kombinationspräparate: Babix-Inhalat®, Bronchoforton® u. a. m.

AG = Anwendungsgebiete, D = Dosierung, A = Anwendung, H = Hinweise, KI = Kontraindikationen, UW = Unerwünschte Wirkungen, WW = Wechselwirkungen, M = Monographien

Flohsamen

Psylli semen
Plantago afra L.

AG: Habituelle Obstipation;
unterstützende Therapie bei Reizdarm

D: 5–10 g (1–2 TL) auf 150 ml vorquellen,
200 ml nachtrinken,
Tagesdosis: 10–30 g

A: Akutbeschwerden > 1 Woche oder periodisch wiederkehrend:
Arzt konsultieren

H: Zeitlichen Abstand von 30–60 min zu der Einnahme von Mahlzeiten
und anderen Medikamenten einhalten;
auf ausreichende Flüssigkeitszufuhr achten (Mindestmenge 2 L/d)

KI: Krankhafte Verengung im Magen-Darm-Trakt, drohender oder bestehender Darmverschluss,
schwer einstellbarer Diabetes mellitus

UW: In seltenen Fällen allergische Reaktionen, bes. bei pulverisierter Droge
und flüssigen Zuber.

WW: Gleichzeitig eingenommene Medikamente → Resorption ↓;
insulinpflichtige Diabetiker → Insulindosis ↓

M: Ph. Eur., Komm. E +, Stand.-Zul., ESCOP, WHO (Samen und Samenschalen), HMPC wiss.

AG = Anwendungsgebiete, D = Dosierung, A = Anwendung, H = Hinweise, KI = Kontraindikationen, UW = Unerwünschte Wirkungen, WW = Wechselwirkungen, M = Monographien

Indische Flohsamen (S), Indische Flohsamenschalen (SCH)

Plantaginis ovatae semen, Plantaginis ovatae seminis tegumentum
Plantago ovata Forssk.

AG: Habituelle Obstipation;
Erkrankungen, bei denen eine erleichterte Darmentleerung mit weichem Stuhl erwünscht ist, z.B. bei Analfissuren, Hämorrhoiden, nach rektalen-analen operativen Eingriffen und in der Schwangerschaft; unterstützende Therapie bei Durchfällen sowie bei Reizdarm

D: 5–10 g (1–2 TL) auf 150 ml vorquellen,
200 ml nachtrinken,
Tagesdosis (S): 12–40 g, (Sch): 4–20 g

A: Durchfälle > 3–4 Tage: Arzt konsultieren

H: Zeitlichen Abstand von 30–60 min zu der Einnahme von Mahlzeiten und anderen Medikamenten einhalten;
auf ausreichende Flüssigkeitszufuhr achten (Mindestmenge 2 L/d)

KI: Krankhafte Verengung im Magen-Darm-Trakt, entzündliche Erkrankungen des Magen-Darm-Traktes → Gefahr von Irritationen und Spasmen, drohender oder bestehender Darmverschluss, schwer einstellbarer Diabetes mellitus

UW: In Einzelfällen Überempfindlichkeitsreaktionen

WW: Gleichzeitig eingenommene Medikamente → Resorption ↓;
insulinpflichtige Diabetiker → Insulindosis ↓

M: Ph. Eur. (S, Sch), Komm. E + (S, Sch), Stand.-Zul. (S), ESCOP (S, Sch), WHO (S, Sch), HMPC wiss. (S, Sch)

FAM: Agiocur® Granulat, Mucofalk® Apfel-, Orange-Pur Granulat, Pascomucil® Pulver, Metamucil®, Natupur®; Kombinationspräparat: Agiolax®

AG = Anwendungsgebiete, D = Dosierung, A = Anwendung, H = Hinweise, KI = Kontraindikationen, UW = Unerwünschte Wirkungen, WW = Wechselwirkungen, M = Monographien

Frauenmantelkraut

Alchemillae herba
Alchemilla xanthochlora Rothm.

AG: Leichte unspezifische Durchfallerkrankungen

D: 2 g (2 TL) auf 150 ml, 10 –15 min,
3–5 × tgl. 1 Tasse zwischen den Mahlzeiten,
Tagesdosis: 5–10 g

A: Bei Durchfällen nicht > 3–4 Tage, dann Arzt konsultieren

KI: Bei Behandlung von Durchfällen bei Sgl. und Klkd. ist in jedem Falle der Arzt zu konsultieren

UW: Nicht bekannt

WW: Nicht bekannt

M: Ph. Eur., Komm. E +, Stand.-Zul.

AG = Anwendungsgebiete, D = Dosierung, A = Anwendung, H = Hinweise, KI = Kontraindikationen, UW = Unerwünschte Wirkungen, WW = Wechselwirkungen, M = Monographien

Galgant

Galangae rhizoma
Alpinia officinarum Hance

AG: Appetitlosigkeit, dyspeptische Beschwerden

D: 0,5–1 g (1/3 TL) auf 150 ml,
        bedeckt 5–10 min,
        30 min vor den Mahlzeiten 1 Tasse,
        Tagesdosis: 2–4 g Droge

A: Akutbeschwerden > 1 Woche oder periodisch wiederkehrend:
        Arzt konsultieren

KI: Nicht bekannt

UW: Nicht bekannt

WW: Nicht bekannt

M: DAC, Ph. Helv., Komm. E +

FAM: Galgant® Tabletten

AG = Anwendungsgebiete, D = Dosierung, A = Anwendung, H = Hinweise, KI = Kontraindikationen, UW = Unerwünschte Wirkungen, WW = Wechselwirkungen, M = Monographien

Gänsefingerkraut

Anserinae herba

Potentilla anserina L.

AG: **Innerl.**: Zur adjuvanten Behandlung unspezifischer, akuter Durchfall-erkrankungen, bei dysmenorrhoischen Beschwerden.
Lokal: Zur Behandlung von Entzündungen der Mund- und Rachen-schleimhaut

D: **Innerl.**: 2 g (2 TL) auf 150 ml, 10 min,
mehrmals tgl. 1 Tasse zwischen den Mahlzeiten,
Tagesdosis: 4–6 g Droge.
Lokal: Als Spül- und Gurgellösung siehe Innerl.

A: Bei Durchfällen > 3–4 Tage: Arzt konsultieren

KI: Nicht bekannt

UW: Beschwerden bei Reizmagen können verstärkt werden

WW: Nicht bekannt

M: DAC, Komm. E +, Stand.-Zul.

FAM: Kombinationspräparate: Gastritol Dr. Klein®, Solidagoren® N

AG = Anwendungsgebiete, D = Dosierung, A = Anwendung, H = Hinweise, KI = Kontraindika-tionen, UW = Unerwünschte Wirkungen, WW = Wechselwirkungen, M = Monographien

Javanische Gelbwurz

Curcumae xanthorrhizae rhizoma
Curcuma xanthorrhiza Roxb.

AG: Bei dyspeptischen Beschwerden als Stomachikum und Karminativum

D: 0,5–1,0 g (1/3 TL) auf 150 ml, 5–10 min,
2–3 × tgl. 1 Tasse,
Tagesdosis: 2 g Droge

A: Akutbeschwerden > 1 Woche oder periodisch wiederkehrend:
Arzt konsultieren

KI: Wegen der galletreibenden Wirkung nicht bei Verschluss der Gallenwege (Ikterus);
bei bestehenden Gallensteinleiden nur nach Rücksprache mit dem
Arzt

UW: Bei längerem Gebrauch oder höherer Dosierung Reizung der Magenschleimhaut

WW: Nicht bekannt

M: Ph. Eur., Komm. E +

FAM: Pankreaplex® mono, Biozellkraft Gelbwurzkapseln®;
Kombinationspräparate: Bilisan duo®, Salus® Gallelexier Kräuter-Dra-
gees

AG = Anwendungsgebiete, D = Dosierung, A = Anwendung, H = Hinweise, KI = Kontraindikationen, UW = Unerwünschte Wirkungen, WW = Wechselwirkungen, M = Monographien

Kanadische Gelbwurz

Hydrastidis rhizoma
Hydrastis canadensis L.

AG: Volksmedizinisch: **Innerl.**: Bei Gastritis und Diarrhö,
Äußerlich: Als Wundantiseptikum, bei Herpes labialis

D: **Innerl.**: 0,5–1,0 g, Zubereitungen entsprechend

A: Akutbeschwerden > 1 Woche oder periodisch wiederkehrend:
Arzt konsultieren

H: Hydrastis-Alkaloide sind potenziell toxisch!

KI: Schwangerschaft
BD ↑

UW: Langzeitanwendung → Verdauungsstörungen
Hohe Dosierung → Erbrechen, Atembeschw., Bradykardie, Krämpfe

WW: W ↑ und UW ↑ bei gleichzeitiger Gabe von Chinidin, Calcium, Saluretika, Laxanzien und bei Langzeittherapie mit Glucocorticoiden
wegen Kaliumverlustes

M: Ph. Eur., WHO

AG = Anwendungsgebiete, D = Dosierung, A = Anwendung, H = Hinweise, KI = Kontraindikationen, UW = Unerwünschte Wirkungen, WW = Wechselwirkungen, M = Monographien

Ginkgoblätter, Ginkgotrockenextrakt quantifizierter, raffinierter

Ginkgo folium, G. extractum siccatum raffinatum et quantificatum
Ginkgo biloba L.

AG: Zur symptomatischen Behandlung von hirnorganisch bedingten Leistungsstörungen;
bei peripheren, arteriellen Verschlusskrankheiten (Stadium II nach Fontaine);
Schwindel, Tinnitus

D: Gemäß Packungsbeilage von Fertigpräparaten

H: Therapeutische Wirksamkeit nur für Spezialextrakte, nicht jedoch für wässrige Auszüge im Sinne einer Teezubereitung belegt;
Verwendung von Ginkgoblättern als Teezubereitung nicht gebräuchlich, Fertigarzneimittel mit standardisierten Extrakten bevorzugen

KI: Überempfindlichkeit gegen Ginkgo-biloba-Zubereitungen

UW: Sehr selten leichte Magen-Darm-Beschwerden, Kopfschmerzen, allergische Hautreaktionen

WW: Nicht bekannt

M: Ph. Eur., Komm. E –, ESCOP, WHO (Ginkgoblätter),
DAB (eingestellter Trockenextrakt),
Komm. E + (Trockenextrakt (35–67:1), extrahiert mit Aceton-Wasser)

FAM: Gingium®, Gingopret®, Kaveri®, Rökan®, Tebonin® u. a. m.

AG = Anwendungsgebiete, D = Dosierung, A = Anwendung, H = Hinweise, KI = Kontraindikationen, UW = Unerwünschte Wirkungen, WW = Wechselwirkungen, M = Monographien

Ginsengwurzel

Ginseng radix
Panax ginseng C. A. Mey.

AG:	Als Tonikum bei Müdigkeits- und Schwächegefühl, bei Nachlassen der Leistungs- und Konzentrationsfähigkeit sowie in der Rekonvaleszenz
D:	Tee: 3 g (1 TL) auf 150 ml, 5–10 min bedeckt, 1–3 × tgl. 1 Tasse, in Zuber. Tagesdosis: 1–2 g Droge
A:	In der Regel bis zu 3 Monaten, eine erneute Anwendung ist möglich; bei anhaltenden Beschwerden: Arzt konsultieren
H:	Auch in Fertigarzneimitteln mit standardisierten Extrakten
KI:	Nicht bekannt
UW:	Nicht bekannt
WW:	Nicht bekannt
M:	Ph. Eur., ESCOP, Komm. E +, WHO
FAM:	Ardey® aktiv Pastillen, China 505 Ginseng® Kapseln S, Ginseng Kapseln® K, Ginseng SL® Hartkapseln, Ginseng Twardypharm® Weichkapseln, Koreanischer Reiner Roter Ginsengpulverextrakt Hartkapseln & Pulverextrakt, Kumsan® Ginseng Tonikum, Orgaplasma® Tabletten u. a. m.; Kombinationspräparat: Tai Ginseng® u. a. m.

AG = Anwendungsgebiete, D = Dosierung, A = Anwendung, H = Hinweise, KI = Kontraindikationen, UW = Unerwünschte Wirkungen, WW = Wechselwirkungen, M = Monographien

Goldrutenkraut

Solidaginis herba

Solidago gigantea Aiton, *S. canadensis* L.

AG: Zur Erhöhung der Harnmenge bei Entzündungen der Blase und Niere, zur Therapie und Prophylaxe von Harnsteinen und Nierengrieß

D: 3–5 g (2–3 TL) auf 150 ml, 15 min,
3–4 × tgl. 1 Tasse zwischen den Mahlzeiten,
Tagesdosis 6–12 g

A: Akutbeschwerden > 1 Woche oder periodisch wiederkehrend:
Arzt konsultieren

H: Auf ausreichende Flüssigkeitszufuhr achten (Mindestmenge 2 L/d)

KI: Nicht geeignet zur Ausschwemmung von Ödemen infolge eingeschränkter Herz- und Nierentätigkeit

UW: Nicht bekannt

WW: Nicht bekannt

M: Ph. Eur., Komm. E +, Stand.-Zul.

FAM: Kombinationspräparat: Prostamed® Tabletten

AG = Anwendungsgebiete, D = Dosierung, A = Anwendung, H = Hinweise, KI = Kontraindikationen, UW = Unerwünschte Wirkungen, WW = Wechselwirkungen, M = Monographien

Echtes Goldrutenkraut

Solidaginis virgaureae herba
Solidago virgaurea L.

AG: Zur Erhöhung der Harnmenge bei Entzündungen der Blase und Niere, zur Therapie und Prophylaxe von Harnsteinen und Nierengrieß

D: 3–5 g (2–3 TL) auf 150 ml, 15 min,
2–4 × tgl. 1 Tasse zwischen den Mahlzeiten,
Tagesdosis: 6–12 g

A: Akutbeschwerden > 1 Woche oder periodisch wiederkehrend:
Arzt konsultieren

H: Auf ausreichende Flüssigkeitszufuhr achten (Mindestmenge 2 L/d)

KI: Nicht geeignet zur Ausschwemmung von Ödemen infolge eingeschränkter Herz- und Nierentätigkeit

UW: Nicht bekannt

WW: Nicht bekannt

M: Ph. Eur., Komm. E +, ESCOP, HMPC trad.

FAM: Solidago Steiner®-Lösung, Solidagoren® mono Hartkapseln, Solidagoren® uro Tropfen; Kombinationspräparat: Aqualibra®

AG = Anwendungsgebiete, D = Dosierung, A = Anwendung, H = Hinweise, KI = Kontraindikationen, UW = Unerwünschte Wirkungen, WW = Wechselwirkungen, M = Monographien

Gundelrebenkraut

Glechomae herba
Glechoma hederacea L.

AG: Volksmedizinisch. **Innerl**.: Bei Durchfall, Magen-Darmkatarrhen, leichten Erkrankungen der oberen Bronchien, zur symptomatischen Behandlung von Husten; als Diuretikum bei Blasen- Nierensteinen. **Äußerlich**: Zum Waschen schlecht heilender Wunden, Geschwüre u.a. Hautkrankheiten

D: **Innerl**.: Einzeldosis 2–4 g Trockendroge, Fluidextrakt Tagesdosis 2–4 ml. **Äußerlich**: Gerebelte Blätter auf betroffene Körperstellen legen

A: Akutbeschwerden > 1 Woche oder periodisch wiederkehrend: Arzt konsultieren

KI: Nicht bekannt

UW: Nicht bekannt

WW: Nicht bekannt

M: DAC

FAM: Gallith® Kps.

AG = Anwendungsgebiete, D = Dosierung, A = Anwendung, H = Hinweise, KI = Kontraindikationen, UW = Unerwünschte Wirkungen, WW = Wechselwirkungen, M = Monographien

Haferstroh

Avenae stramentum
Avena sativa L.

AG:	Bei entzündlichen und seborrhoischen Hauterkrankungen, bes. mit Juckreiz
D:	**Bad**: 50 g auf 100 L, 15–30 min
A:	Akutbeschwerden > 1 Woche oder periodisch wiederkehrend: Arzt konsultieren
H:	Zu beachten: Haferkraut Komm. E 0, Haferstroh Komm. E +
KI:	Bei großflächigen Hautschäden keine äußerl. Anwendung; Vollbäder auch nicht bei fieberhaften und infektiösen Erkrankungen, Herzinsuffizienz der Stadien III–IV (NYHA), Hypertonie im Stadium IV (WHO), nur nach Rücksprache mit dem Arzt
UW:	Nicht bekannt
WW:	Nicht bekannt
M:	Komm. E +

AG = Anwendungsgebiete, D = Dosierung, A = Anwendung, H = Hinweise, KI = Kontraindikationen, UW = Unerwünschte Wirkungen, WW = Wechselwirkungen, M = Monographien

Hagebuttenschalen (HS), Hagebutte (H)

Rosae pseudo-fructus, Rosae pseudofructus cum fructibus
Rosa canina L., *R. pendulina* L.

AG:	Vorbeugung und Behandlung von Erkältungskrankheiten, grippalen Infekten, Vitamin-C-Mangelerkrankungen, bei leichten Beschwerden im Bereich Magen-Darm-Galle-Nieren
D:	2–5 g (1–2 TL) auf 150 ml, 10–15 min, mehrmals tgl. 1 Tasse
A:	Akutbeschwerden > 1 Woche oder periodisch wiederkehrend: Arzt konsultieren
H:	**Wirksamkeit nicht belegt,** keine Risiken; Vitamin-C-Gehalt gering und rasch abnehmend
KI:	Nicht bekannt
UW:	Nicht bekannt
WW:	Nicht bekannt
M:	Ph. Eur. (HS), DAC (H), Komm. E 0 (HS, H)
FAM:	Litozin® NA Kapseln & Pulver

AG = Anwendungsgebiete, D = Dosierung, A = Anwendung, H = Hinweise, KI = Kontraindikationen, UW = Unerwünschte Wirkungen, WW = Wechselwirkungen, M = Monographien

Hamamelisblätter (B), Hamamelisrinde (R)

Hamamelidis folium, Hamamelidis cortex
Hamamelis virginiana L.

AG:	**Äußerlich/lokal:** Bei leichten Hautverletzungen, lokalen Entz. der Haut und der Schleimhäute, Krampfaderbeschwerden und Hämorrhoiden
D:	**Äußerlich/lokal:** Blätter: 1 TL = 0,5 g, Rinde: 1 TL = 2,5 g, 5–10 g auf 250 ml zum Spülen oder als Umschlag; 2–3 g auf 150 ml als Gurgellösung; halbfeste und flüssige Zubereitungen: 5–10 % Droge.
A:	Akutbeschwerden > 1 Woche oder periodisch wiederkehrend: Arzt konsultieren
KI:	Bei großflächigen Hautschäden keine äußerl. Anwendung; Vollbäder auch nicht bei fieberhaften und infektiösen Erkrankungen, Herzinsuffizienz der Stadien III–IV (NYHA), Hypertonie im Stadium IV (WHO), nur nach Rücksprache mit dem Arzt
UW:	Nicht bekannt
WW:	Nicht bekannt
M:	Ph. Eur. (B), DAC (R), Komm. E + (B, R), Stand.-Zul. (B, R), ESCOP (B, R), WHO (B, R), HMPC trad.
FAM:	Hametum® Wund- & Heilsalbe/mono Supp., Posterine Salbe/Supp., Hamamelis® Distillata 10% Salbe/Supp., Haena® Hamamelis-Zäpfchen; Kombinationspräparate: Eulatin® NH-Salbe, Hämorrhoidal-Zäpfchen Weleda® u. a. m.

AG = Anwendungsgebiete, D = Dosierung, A = Anwendung, H = Hinweise, KI = Kontraindikationen, UW = Unerwünschte Wirkungen, WW = Wechselwirkungen, M = Monographien

Harongarinde und Blätter

Harunganae madagascariensis cortex et folium
Harungana madagascariensis Lam. ex Poir.

AG: Bei dyspeptischen Beschwerden und leichter exokriner Pankreasinsuffizienz

D: Tagesdosis: 7,5–15 mg eines wässrig-alkohol. Trockenextraktes, entspr. 25–50 mg Droge,
in 3–4 Einzeldosen

A: Akutbeschwerden > 1 Woche oder periodisch wiederkehrend:
Arzt konsultieren;
nicht > 2 Monate anwenden

H: Verwendung als Teezubereitung nicht gebräuchlich, Fertigarzneimittel mit standardisierten Extrakten bevorzugen

KI: Bei akuter Pankreatitis und akuten Schüben chron. rezid. Pankreatitis, schweren Leberfunktionsstörungen, Gallensteinleiden,
Verschluss der Gallenwege, Gallenblasenempyem und Ileus
Kinder < 12 J.; Schwangerschaft, Stillzeit

UW: Photosensibilisierung möglich, wegen der geringen therapeutischen Dosen jedoch wenig wahrscheinlich

WW: Nicht bekannt

M: Komm. E +

FAM: Harongan® Tabl., Tropfen; Kombinationspräparat: Enzym-Harongan®

AG = Anwendungsgebiete, D = Dosierung, A = Anwendung, H = Hinweise, KI = Kontraindikationen, UW = Unerwünschte Wirkungen, WW = Wechselwirkungen, M = Monographien

Hauhechelwurzel

Ononidis radix
Ononis spinosa L.

AG: Zur Erhöhung der Harnmenge bei Nierenbecken- und Blasenkatarrhen, als Durchspülung zur Vorbeugung und Behandlung von Nierengrieß

D: 2–2,5 g (1 knapper TL) auf 150 ml, 20–30 min,
3–4 × tgl. 1 Tasse,
Tagesdosis: 6–12 g Droge

A: Akutbeschwerden > 1 Woche oder periodisch wiederkehrend:
Arzt konsultieren

H: Auf ausreichende Flüssigkeitszufuhr achten (Mindestmenge 2 L/d)

KI: Nicht geeignet zur Ausschwemmung von Ödemen infolge eingeschränkter Herz- und Nierentätigkeit

UW: Nicht bekannt

WW: Nicht bekannt

M: Ph. Eur., Komm. E +, Stand.-Zul., ESCOP

FAM: Kombinationspräparate: Aqualibra®, Biofax Classic®

AG = Anwendungsgebiete, D = Dosierung, A = Anwendung, H = Hinweise, KI = Kontraindikationen, UW = Unerwünschte Wirkungen, WW = Wechselwirkungen, M = Monographien

Getrocknete Heidelbeeren

Myrtilli fructus siccus
Vaccinium myrtillus L.

AG: **Innerl.**: Bei unspezifischen akuten Diarrhöen,
vor allem bei leichten Fällen von Enteritis,
bes. bei Klkd.
Lokal: Bei leichten Schleimhautentzündungen im Mund- und Rachenbereich

D: **Innerl.**: 10 g zerstoßene Droge (2 TL) auf 150 ml, 10 min,
Kaltansatz: 2 h, mehrmals tgl. 1 Tasse,
Tagesdosis: 20–60 g Droge.
Lokal: 10 %iger Aufguss

A: Bei Durchfällen > 3–4 Tage: Arzt konsultieren

H: Frische Heidelbeeren (Myrtilli fructus recens, Ph. Eur.) wirken in
größeren Mengen leicht laxierend

KI: Nicht bekannt

UW: Nicht bekannt

WW: Nicht bekannt

M: Ph. Eur., Komm. E +, Stand.-Zul., ESCOP

FAM: Schwarzbeere Kapseln Aalborg®

AG = Anwendungsgebiete, D = Dosierung, A = Anwendung, H = Hinweise, KI = Kontraindikationen, UW = Unerwünschte Wirkungen, WW = Wechselwirkungen, M = Monographien

Heidelbeerblätter

Myrtilli folium
Vaccinium myrtillus L.

AG: Als Adstringens und Antidiarrhoikum;
zur Stoffwechselanregung, bei Beschwerden im Gastrintestinaltrakt,
der Nieren und ableitenden Harnwege, als Antidiabetikum, als Anti-
rheumatikum

H: **Wirksamkeit nicht belegt, therapeutische Anwendung wegen der
Risiken nicht zu vertreten.**
Risiken: bei hohen Dosierungen und längerem Gebrauch können
chronische Vergiftungen auftreten (Tierversuch: Kachexie, Anämie,
Ikterus);

M: DAC, Komm. E –

AG = Anwendungsgebiete, D = Dosierung, A = Anwendung, H = Hinweise, KI = Kontraindikationen, UW = Unerwünschte Wirkungen, WW = Wechselwirkungen, M = Monographien

Hennablätter

Hennae folium

Lawsonia inermis L.

AG: Als Haar-, Haut- und Nagelfärbemittel

D: Die gepulverten Blätter werden in Breiform mit heißem Wasser appliziert (Kataplasmafärbung); je länger der Haarkontakt, desto kräftiger ist die Färbung;
Einwirkungszeit je nach gewünschtem Resultat an einer Haarsträhne testen;
Zusätze von Zitronensaft oder Rotwein verstärken die Gerbstoffwirkung, d. h. mehr Brauntöne

A: Nach Auftragen des heißen Breies den Kopf mit Tüchern umhüllen

H: Bräunliche Haare + Henna → rötlich,
hellblonde Haare + Henna → karottenrot,
kastanienbraune Haare + Henna → mahagonirot;
Henna neutral, nicht färbend, bringt Glanz für die Haare

UW: Hautsensibilisierung, Kontaktdermatiden;
bei häufigem Kontakt Überempfindlichkeitsreaktionen vom Spättyp möglich; Einzelfallberichte vom Soforttyp

WW: Nicht bekannt

M: Nicht bekannt

AG = Anwendungsgebiete, D = Dosierung, A = Anwendung, H = Hinweise, KI = Kontraindikationen, UW = Unerwünschte Wirkungen, WW = Wechselwirkungen, M = Monographien

Herbstzeitlose

Colchici flos, C. semen, C. tuber
Colchicum autumnale L.

 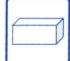

AG: Bei akutem Gichtanfall und familiärem Mittelmeerfieber

D: Akuter Gichtanfall: Initialdosis: 1 mg Colchicin oral, gefolgt von 0,5–1,5 mg alle 1–2 Stunden bis zum Abklingen der Schmerzen; Dosisabbau auf 2 mg tägl., max. Tagesdosis: 8 mg Colchicin; Anfallsprophylaxe und Therapie des familiären Mittelmeerfiebers: Tagesdosis: 0,5–1,5 mg Colchicin als Langzeitbehandlung

A: Nur unter ärztlicher Aufsicht und nach Vorgaben des Arztes; keine Therapiewiederholung in den ersten drei Tagen nach Beendigung

H: Langzeitbehandlung unter regelmäßiger Blutbild- und Nieren/Leber-funktions-Kontrolle; Vorsicht bei alten und geschwächten Patienten sowie bei solchen mit Herz-, Nieren-, gastrointestinalen Erkrankungen; Verwendung als Droge nicht gebräuchlich, Fertigarzneimittel mit standardisierten Extrakten bevorzugen

KI: Schwangerschaft

UW: Bauchschmerzen, Durchfälle, Übelkeit, Erbrechen, Leukopenie, seltener Magen- und Darmblutungen; bei Langzeitanwendung Nieren- und Leberschäden, Hautveränderungen, Haarausfall, periphere Nervenentzündungen, Myopathien, Agranulozytose, Knochenmarksschäden mit Folgeerscheinungen (Leukopenie, Thrombozytopenie, Megaloblastenanämie, seltener aplastische Anämie)

WW: Nicht bekannt

M: Komm. E.+

FAM: Colchysat® Tropfen, Colchicum dispert® Tabletten

AG = Anwendungsgebiete, D = Dosierung, A = Anwendung, H = Hinweise, KI = Kontraindikationen, UW = Unerwünschte Wirkungen, WW = Wechselwirkungen, M = Monographien

Herzgespannkraut

Leonuri cardiacae herba
Leonurus cardiaca L.

AG:	Bei nervösen Herzbeschwerden, unterstützend bei Schilddrüsenüberfunktion
D:	2–4,5 g (2–4 TL) auf 150 ml, 10 min, kurmäßig: 1 Tasse tgl. über 2–4 Wochen, mäßig warm trinken, Tagesdosis: 4,5 g
A:	Akutbeschwerden > 1 Wochen oder periodisch wiederkehrend: Arzt konsultieren
KI:	Schwangerschaft
UW:	Nicht bekannt; in größeren Mengen genossen können Erbrechen, Leibschmerzen, blutige Stühle und unstillbarer Durst auftreten
WW:	Nicht bekannt
M:	Ph. Eur., Komm. E +, HMPC Vorb.
FAM:	Kombinationspräparat: Oxacant® Sedativ Tropfen

AG = Anwendungsgebiete, D = Dosierung, A = Anwendung, H = Hinweise, KI = Kontraindikationen, UW = Unerwünschte Wirkungen, WW = Wechselwirkungen, M = Monographien

Heublumen

Graminis flos
Diverse Poaceen und andere Wiesenpflanzen

AG: Zur lokalen Wärmetherapie bei degenerativen Erkrankungen des rheumatischen Formenkreises

D: Heublumensack mit kochendem Wasser übergießen (gerade bedeckt), 5 min,
1–2 tgl. äußerl. als feuchtheiße Kompresse,
bei ca. 42 °C, 30–60 min

A: Inhalt aus hygienischen Gründen nur einmal verwenden

H: Im Durchschnitt zu gleichen Teilen aus Poaceen und zweikeimblättrigen Wiesenpflanzen bestehend

KI: Offene Verletzungen, akute, rheumatische Schübe; akute Entzündungen; Poaceen-Allergie

UW: Allergische Hautreaktionen möglich (selten)

WW: Nicht bekannt

M: Komm. E +

FAM: Florapress® Kompressen

AG = Anwendungsgebiete, D = Dosierung, A = Anwendung, H = Hinweise, KI = Kontraindikationen, UW = Unerwünschte Wirkungen, WW = Wechselwirkungen, M = Monographien

Hibiscusblüten

Hibisci sabdariffae flos
Hibiscus sabdariffa L.

AG: Zur Appetitanregung, bei Erkältungen, Katarrhen der oberen Luftwege und des Magens;
in größeren Mengen als mildes Laxans;
meist als Geschmackskorrigens benutzt

D: 1,5 g (1/2 TL) auf 150 ml, 5–10 min,
5–10 × tgl. 1 Tasse

A: Akutbeschwerden > 1 Woche oder periodisch wiederkehrend:
Arzt konsultieren

H: **Wirksamkeit nicht belegt, keine Risiken,**
keine Bedenken bei Verw. als Schmuckdroge, Bestandteil von sog.
Haustees

KI: Nicht bekannt

UW: Nicht bekannt

WW: Nicht bekannt

M: Ph. Eur., Komm. E 0

AG = Anwendungsgebiete, D = Dosierung, A = Anwendung, H = Hinweise, KI = Kontraindikationen, UW = Unerwünschte Wirkungen, WW = Wechselwirkungen, M = Monographien

Himbeerblätter

Rubi idaei folium
Rubus idaeus L.

AG: Bei Erkrankungen und Beschwerden im Bereich des Gastrointestinaltraktes, der Atemwege, des Herz-Kreislauf-Systems sowie im Mund-
und Rachenbereich

D: 1,5 g (2 TL) auf 150 ml, 5 min,
2–3 × tgl. 1 Tasse

A: Akutbeschwerden > 1 Woche oder periodisch wiederkehrend:
Arzt konsultieren

H: Wirksamkeit nicht belegt, keine Risiken,
keine Bedenken bei Verw. als Schmuckdroge, Fülldroge

KI: Nicht bekannt

UW: Nicht bekannt

WW: Nicht bekannt

M: DAC, Komm. E 0

AG = Anwendungsgebiete, D = Dosierung, A = Anwendung, H = Hinweise, KI = Kontraindikationen, UW = Unerwünschte Wirkungen, WW = Wechselwirkungen, M = Monographien

Hirtentäschelkraut

Bursae pastoris herba
Capsella bursa-pastoris (L.) Medik.

AG: **Innerl.:** Bei leichten Blutungsunregelmäßigkeiten wie Menorrhagie und Metrorrhagie.
Äußerlich: Bei Nasenbluten, oberflächlichen, blutenden Hautverletzungen

D: **Innerl.:** 3–5 g (2–3 TL) auf 150 ml, 15 min,
2–4 × tgl. zwischen den Mahlzeiten,
Tagesdosis: 10–15 g Droge.
Äußerlich: 3–5 g (2–3 TL) auf 150 ml

A: Sollten die Blutungen andauern, ist ein Arzt zu konsultieren

KI: Schwangerschaft

UW: Nicht bekannt

WW: Nicht bekannt

M: DAC, Komm. E +, Stand.-Zul.

FAM: Styptpysat® Bürger Dragees

AG = Anwendungsgebiete, D = Dosierung, A = Anwendung, H = Hinweise, KI = Kontraindikationen, UW = Unerwünschte Wirkungen, WW = Wechselwirkungen, M = Monographien

Hohlzahnkraut

Galeopsidis herba
Galeopsis segetum Neck.

AG: **Innerl.**: Bei leichtem Husten und Bronchitis, leichte Katarrhe der Luftwege; Pädiatrie

D: 2 g (2 TL) auf 150 ml, 5 min,
auch Kaltansatz, erhitzen, 5 min,
mehrmals tgl. 1 Tasse,
mittlere Tagesdosis: 6 g Droge

A: Akutbeschwerden > 1 Woche oder periodisch wiederkehrend:
Arzt konsultieren

KI: Nicht bekannt

UW: Nicht bekannt

WW: Nicht bekannt

M: EB 6, Komm. E +

AG = Anwendungsgebiete, D = Dosierung, A = Anwendung, H = Hinweise, KI = Kontraindikationen, UW = Unerwünschte Wirkungen, WW = Wechselwirkungen, M = Monographien

Holunderblüten

Sambuci flos

Sambucus nigra L.

AG: Bei Katarrhen der Atemwege, trockenem Reizhusten; als schweißtreibendes Mittel bei der Behandlung von fieberhaften Erkältungskrankheiten

D: 3–4 g (2–3 TL) auf 150 ml, 5–10 min,
mehrmals tgl., bes. in der zweiten Tageshälfte,
1–2 Tassen so heiß wie möglich,
Tagesdosis: 10–15 g Droge

A: Akutbeschwerden > 1 Woche oder periodisch wiederkehrend:
Arzt konsultieren

KI: Nicht bekannt

UW: Nicht bekannt

WW: Nicht bekannt

M: Ph. Eur., Komm. E +, Stand.-Zul., WHO, HMPC trad.

FAM: Kombinationspräparat: Sinupret®

AG = Anwendungsgebiete, D = Dosierung, A = Anwendung, H = Hinweise, KI = Kontraindikationen, UW = Unerwünschte Wirkungen, WW = Wechselwirkungen, M = Monographien

Hopfenzapfen

Lupuli flos
Humulus lupulus L.

AG: Bei Unruhe und Angstzuständen;
Einschlafstörungen

D: 0,5 g (1–2 TL) auf 150 ml, 10–15 min,
2–3 × tgl. und vor dem Schlafengehen 1 Tasse,
Einzeldosis: 0,5 g Droge,
als Schlafmittel: Einzeldosis: 1–2 g Droge

A: Akutbeschwerden > 1 Woche oder periodisch wiederkehrend:
Arzt konsultieren

H: Kombinationen mit anderen sedativ wirkenden Drogen können sinnvoll sein;
abweichende Dosierungen bei Kombinationspräparaten

KI: Nicht bekannt

UW: Nicht bekannt

WW: Nicht bekannt

M: Ph. Eur., Komm. E +, Stand.-Zul., ESCOP, WHO, HMPC trad.

FAM: Nervenruh® Beruhigungsdragees; Kombinationspräparate: Alluna®
Nacht zum Einschlafen Tabl., Baldriparan® zur Beruhigung, Baldrian-
dispert® Nacht zum Einschlafen, Kytta® Sedativum, Luvased®, Mora-
dorm S®, Nervenkapseln ratiopharm®, Sedacur®, Sedaselect® D,
Selon®, Vivinox® Beruhigung Night

AG = Anwendungsgebiete, D = Dosierung, A = Anwendung, H = Hinweise, KI = Kontraindikationen, UW = Unerwünschte Wirkungen, WW = Wechselwirkungen, M = Monographien

Huflattichblätter

Farfarae folium
Tussilago farfara L.

AG: **Innerl.**: Bei Erkrankungen und Beschwerden im Bereich der Atemwege wie Husten, Heiserkeit und Bronchialkatarrh; Staublunge.
Lokal: Bei akuter und leichter Entzündung der Mund- und Rachenschleimhaut

D: **Innerl.**: 1,5 g (1 TL) auf 150 ml, 10–15 min,
3–4 × tgl. 1 Tasse,
Tagesdosis: 4,5–6 g Droge.
Lokal: Zum Gurgeln, Zuber. entspr.

A: Nicht > 4–6 Wochen im Jahr anwenden

H: Achtung Dauergebrauch: Pyrrolizidin-Alkaloide kanzerogen.
Da auch Spuren der Alkaloide (Grenzwert nach Komm. E: 10 µg/d in Tee bzw. Teemischungen) eine Gefahr darstellen, nur Droge mit Prüfzertifikat verwenden,
auf Wildsammlungen verzichten

KI: Schwangerschaft und Stillzeit,
Überempfindlichkeit gegenüber Korbblütlern

UW: Nicht bekannt

WW: Nicht bekannt

M: DAB 10, DAC 2005, Komm. E +

AG = Anwendungsgebiete, D = Dosierung, A = Anwendung, H = Hinweise, KI = Kontraindikationen, UW = Unerwünschte Wirkungen, WW = Wechselwirkungen, M = Monographien

Ingwerwurzelstock

Zingiberis rhizoma
Zingiber officinale Roscoe

AG: Bei dyspeptischen Beschwerden und Symptomen von Reisekrankheit; zur Appetitanregung

D: Dyspepsie: 0,5–1,0 g (1/3 TL) auf 150 ml, 5 min, 2–4 × tgl. 1 Tasse;
Tinktur: 3 × 20 Tropfen tgl.;
als Antiemetikum 2 g (1 knapper TL) mit Flüssigkeit einnehmen,
Tagesdosis: 2–4 g Droge

A: Akutbeschwerden > 1 Woche oder periodisch wiederkehrend:
Arzt konsultieren

H: Reiseübelkeit: 250 mg gepulverte Droge in Fertigarzneimitteln

KI: Nicht geeignet zur Behandlung von Schwangerschaftsbrechen;
bei Gallensteinleiden Arzt konsultieren

UW: Nicht bekannt

WW: Nicht bekannt

M: Ph. Eur., Komm. E +, ESCOP, WHO

FAM: Ingwerkapseln Grünwalder® 250 mg, Zintona® 250 mg

AG = Anwendungsgebiete, D = Dosierung, A = Anwendung, H = Hinweise, KI = Kontraindikationen, UW = Unerwünschte Wirkungen, WW = Wechselwirkungen, M = Monographien

Insektenblüte, Pyrethrumblüten

Pyrethri flos, Chrysanthemi cinerariifolii flos
Tanacetum cinerarifolium (Trevir.) Sch., syn. *Chrysanthemum cinerariifolium*
(Trevir.) Vis.

AG:	Kopf-, Filz- und Kleiderläuse und ihre Nissen, Milben
D:	Äußerl. als Flüssigextrakt 0,3–0,5 % Pyrethrumextrakt (nach der Anwendung ausspülen!); in Fertigarzneimitteln (Lösung, Spray, Shampoo) gemäß Dosierungsangabe der Packungsbeilage
H:	Pyrethrine besitzen für den Menschen nur geringe Toxizität, Dosen bis zu 2 g der Droge ungiftig; Kontaktinsektizid, die das Nervenzentrum niederer Lebewesen lähmt; bei Insekten erfolgt keine Ausbildung einer Gewohnheitsimmunität
KI:	Nicht bekannt
UW:	Droge besitzt Sensibilisierungspotenzial; Vergiftungserscheinungen: Kopfschmerzen, Ohrensausen, Übelkeit, Paraesthesien, Atemstörungen und andere neurotoxische Symptome
WW:	Nicht bekannt
M:	EB 6, ÖAB
FAM:	Goldgeist forte®

AG=Anwendungsgebiete, D=Dosierung, A=Anwendung, H=Hinweise, KI=Kontraindikationen, UW=Unerwünschte Wirkungen, WW=Wechselwirkungen, M=Monographien

Ipecacuanhawurzel

Ipecacuanhae radix
Psychotria ipecacuanha (Brot.) Standl., syn. *Cephaelis ipecacuanha* (Brot.)
A. Rich.

AG: Bei Amöbenruhr, als Expektorans bei chronischer Bronchitis und am Anfang einer akuten Bronchitis;
in höheren Dosen als Emetikum bei Vergiftungen;
zur Behandlung der kruppiösen Bronchitis bei Kindern

D: Infus aus eingestelltem Pulver 0,5 g auf 100 ml;
Einzeldosis: 10 ml (Erwachsene);
Einzeldosis (emetische Wirkung): 0,5–2 g Droge,
0,5 g der eingestellten Ipecacuanhatinktur (Ph. Eur.), entspr. ca. 27 Tr., mit etwas Flüssigkeit

A: Anwendung gemäß den Vorgaben des Arztes

H: Teezubereitungen wegen schlechter Dosierbarkeit nicht zu empfehlen;
Fertigarzneimittel mit standardisierten Extrakten oder Ipecacuanha-Tinktur Ph. Eur. bevorzugen

KI: Schwangerschaft

UW: Allgem. Reizwirkung auf Haut und Schleimhäute; bei häufigem Umgang mit der Droge allergische Erscheinungen an Haut- und Schleimhaut („Apothekerasthma"),
längere Anwendung → Myopathien

WW: Nicht bekannt

M: Ph. Eur., WHO

FAM: Kombinationspräparat: Hustenelixier® Weleda

AG = Anwendungsgebiete, D = Dosierung, A = Anwendung, H = Hinweise, KI = Kontraindikationen, UW = Unerwünschte Wirkungen, WW = Wechselwirkungen, M = Monographien

Isländisches Moos, Isländische Flechte

Lichen islandicus
Cetraria islandica (L.) Acharius s.l.

AG:	**Innerl.**: Bei Reizhusten als Expektorans; bei Appetitlosigkeit. **Lokal**: Bei Schleimhautreizungen im Mund- und Rachenraum
D:	**Innerl.**: 1,5 g (1 TL) auf 150 ml, 10–15 min, 3–4 × tgl. 1 Tasse trinken; zur Appetitanregung: 3–4 × tgl. 1 Tasse 30 min vor den Mahlzeiten als Kaltaufguss: 1,5 g (1 TL) auf 150 ml, 1–2 h kalt, anschließend zum Sieden erhitzen. **Lokal**: Zum Spülen und Gurgeln, Zuber. entspr.
A:	Akutbeschwerden > 1 Woche oder periodisch wiederkehrend: Arzt konsultieren
H:	Immunstimulierender Effekt noch nicht geklärt
KI:	Nicht bekannt
UW:	Äußerl. in seltenen Fällen Sensibilisierung
WW:	Nicht bekannt
M:	Ph. Eur., Komm. E +, Stand.-Zul., ESCOP
FAM:	Aspecton® Halstabletten, Isla Moos® Pastillen (versch. Geschmacksrichtungen), Broncholind® Isländisch Moos Halstabletten

AG = Anwendungsgebiete, D = Dosierung, A = Anwendung, H = Hinweise, KI = Kontraindikationen, UW = Unerwünschte Wirkungen, WW = Wechselwirkungen, M = Monographien

Schwarze Johannisbeerblätter

Ribis nigri folium
Ribes nigrum L.

AG:	Zur Durchspülung bei bakteriellen und entzündlichen Erkrankungen der ableitenden Harnwege, bei Nierengrieß und bei posttraumatischen und statischen Ödemen
D:	2–4 g (1–2 TL) auf 150 ml, 10 min., mehrmals tgl. 1 Tasse
A:	Akutbeschwerden > 1 Woche oder periodisch wiederkehrend: Arzt konsultieren
H:	Auf ausreichende Flüssigkeitszufuhr achten (Mindestmenge 2 L/d)
KI:	Nicht geeignet zur Ausschwemmung von Ödemen infolge eingeschränkter Herz- und Nierentätigkeit
UW:	Nicht bekannt
WW:	Nicht bekannt
M:	DAC, ESCOP, HMPC trad.
FAM:	Nicht bekannt

AG = Anwendungsgebiete, D = Dosierung, A = Anwendung, H = Hinweise, KI = Kontraindikationen, UW = Unerwünschte Wirkungen, WW = Wechselwirkungen, M = Monographien

Johanniskraut

Hyperici herba
Hypericum perforatum L.

AG: **Innerl.:** Bei psychovegetativen Störungen, Angst und nervöser Unruhe sowie leichten depressiven Verstimmungszuständen; ölige Zubereitungen („Rotöl") bei dyspeptischen Beschwerden.
Äußerlich: Ölige Zubereitungen („Rotöl") zur Behandlung und Nachbehandlung von scharfen und stumpfen Verletzungen und Verbrennungen ersten Grades, Myalgien

D: **Innerl.:** 2–4 g (2 TL) auf 150 ml, 5–10 min,
regelmäßig morgens und abends 1–2 Tassen;
in Fertigarzneimitteln entsprechend.
Äußerlich: Auftragung des unverdünnten Öles auch als Zubereitungen mit anderen fetten Ölen in unterschiedlicher Konzentration

A: Bei stärkeren Beschwerden den Arzt konsultieren

H: Es kann bis zu 6 Wochen dauern, bis eine Aufhellung der Stimmungslage zu bemerken ist.

KI: Nicht bekannt

UW: Photosensibilisierung möglich, Vorsicht bei höheren Dosen sowie bei hellhäutigen Personen

WW: In Einzelfällen kann die Pharmakokinetik von Digoxin, Phenprocoumon, Cyclosporin, Amitriptylin nach Einnahme von Johanniskrautextrakt verändert sein.

M: Ph. Eur., Komm. E +, Stand.-Zul., ESCOP, WHO, HMPC wiss./trad.

FAM: **Innerlich:** Cesradyston®, Esbericum®, Felis®, Helarium®, Hyperforat®, Hypericum® Stada, Jasmin®, Johanniskraut Generica, Kira®, Laif® Neuroplant, Neurovegetalin®, Psychotonin®, Remotiv®, Texx®; Kombinationspräparate: Remifemin® plus, Sedariston®
Äußerlich: Rot-Öl Jukunda®, Kombinationspräparat: Befelka® ÖL

AG = Anwendungsgebiete, D = Dosierung, A = Anwendung, H = Hinweise, KI = Kontraindikationen, UW = Unerwünschte Wirkungen, WW = Wechselwirkungen, M = Monographien

Kaffeekohle

Coffeae carbo
Coffea arabica L.

AG:	**Innerl.**: Unspezifische akute Durchfallerkrankungen. **Lokal.**: Leichtere Entz. der Mund- und Rachenschleimhäute
D:	**Innerl. und äußerlich**: Einzeldosis 3 g (1 TL) in 150 ml Wasser aufschlämmen, einnehmen oder spülen; mittlere Tagesdosis: 9 g gepulverte Droge
A:	Dauer der Durchfälle > 3–4 Tage: Arzt konsultieren
KI:	Nicht bekannt
UW:	Nicht bekannt
WW:	Die Resorption anderer, gleichzeitig eingenommener Arzneimittel kann beeinträchtigt werden.
M:	Komm. E +
FAM:	Carbo Königsfeld® Pulver, Kombinationspräparat: Myrrhinil-Intest® Drg.

AG = Anwendungsgebiete, D = Dosierung, A = Anwendung, H = Hinweise, KI = Kontraindikationen, UW = Unerwünschte Wirkungen, WW = Wechselwirkungen, M = Monographien

Kalmuswurzelstock

Calami rhizoma
Acorus calamus L.

AG: **Innerl.**: Als Stomachikum und Karminativum bei Verdauungsstörungen, Gastritis und gegen Ulkus.
Lokal: Bei Entz. im Mund- und Rachenraum

D: **Innerl.**: 1–1,5 g (1/2 TL) auf 150 ml, 3–5 min,
auch Kaltansatz möglich, 30 min,
vor dem Trinken kurz zum Sieden erhitzen,
3 × tgl. 1 Tasse zu den Mahlzeiten.
Lokal: Zum Spülen und Gurgeln, Zuber. wie oben

A: Akutbeschwerden > 1 Woche oder periodisch wiederkehrend:
Arzt konsultieren

H: Vom Dauergebrauch der Droge ist wegen nicht eindeutig abgeklärter Kanzerogenität des β-Asarons abzuraten;
Verwendung der diploiden Acorus-calamus-Rasse (β-Asaron-frei), Prüfzertifikat

KI: Schwangerschaft

UW: Siehe H, nicht eindeutig abgeklärte Kanzerogenität

WW: Nicht bekannt

M: DAC, Ph. Helv., ÖAB (auch Tinktur)

AG = Anwendungsgebiete, D = Dosierung, A = Anwendung, H = Hinweise, KI = Kontraindikationen, UW = Unerwünschte Wirkungen, WW = Wechselwirkungen, M = Monographien

Kamillenblüten

Matricariae flos
Matricaria recutita L.

AG: **Inhal.:** Entzündungen und Reizung der Luftwege.
Innerl.: Entz. und Spasmen des Gastrointestinaltraktes.
Äußerlich: Bei Haut- und Schleimhautentzündungen,
Entzündungen im Anal- und Genitalbereich.
Lokal: Entzündungen von Haut und Schleimhaut, inkl. der Mund-
höhle und des Zahnfleisches

D: **Inhal.:** Dampfbad: Ca. 6 g Droge (6 TL).
Innerl.: 3 g (3 TL) auf 150 ml, 5–10 min, 3–4 × tgl. 1 Tasse.
Äußerlich: Salbe, zubereitet mit 3–10 % Droge,
Badezusatz: 50 g auf 10 L.
Lokal: Mehrmals tgl. mit 3–10 %igem Aufguss spülen oder gurgeln

A: Akutbeschwerden > 1 Woche oder periodisch wiederkehrend:
Arzt konsultieren

H: Aufguss nicht im Augenbereich anwenden

KI: Überempfindlichkeit gegenüber Korbblütlern;
bei großflächigen Hautschäden keine äußerl. Anwendung;
Vollbäder auch nicht bei fieberhaften und infektiösen Erkrankungen,
Herzinsuffizienz der Stadien III–IV (NYHA), Hypertonie im Stadium IV
(WHO), nur nach Rücksprache mit dem Arzt

UW: Nicht bekannt

WW: Nicht bekannt

M: Ph. Eur., Komm. E +, Stand.-Zul., ESCOP, WHO, ÖAB (Kamillentinktur)

FAM: Eukamillat®, Kamillan® supra, Kamillosan® Konzentrat, Markalakt®
Vital; Kombinationspräparate: Carminativum Hetterich®, Iberogast®,
Imupret®

AG = Anwendungsgebiete, D = Dosierung, A = Anwendung, H = Hinweise, KI = Kontraindikationen, UW = Unerwünschte Wirkungen, WW = Wechselwirkungen, M = Monographien

Kamillenfluidextrakt

Matricariae extractum fluidum

Matricaria recutita L.

AG: Inhal.: Entz. und Reizung der Luftwege.
Innerl.: Entz. und Spasmen des Gastrintestinaltraktes.
Äußerlich: Bei Haut- und Schleimhautentz., Entz. im Analbereich, Entzündungen im Genitalbereich.
Lokal: Entzündungen von Haut und Schleimhaut, inkl. der Mundhöhle und des Zahnfleisches

D: Innerl.: 1–4 ml.
Äußerl. und lokal: 1 % ige Lösung; Vollbad: 80 g, Sitzbad: 15 g

A: Akutbeschwerden > 1 Wo. oder periodisch wiederkehrend: Arzt konsultieren

KI: Überempfindlichkeit gegenüber Korbblütlern;
bei großflächigen Hautschäden keine äußerl. Anwendung;
Vollbäder auch nicht bei fieberhaften und infektiösen Erkrankungen,
Herzinsuffizienz der Stadien III–IV (NYHA), Hypertonie im Stadium IV (WHO),
nur nach Rücksprache mit dem Arzt

UW: Nicht bekannt

WW: Nicht bekannt

M: Ph. Eur.

FAM: Eukamillat®, Kamillen Konzentrat Robugen®, Matmille® Fluidextrakt

---

AG = Anwendungsgebiete, D = Dosierung, A = Anwendung, H = Hinweise, KI = Kontraindikationen, UW = Unerwünschte Wirkungen, WW = Wechselwirkungen, M = Monographien

Kamillenöl

Matricariae aetheroleum
Matricaria recutita L.

AG:	**Inhal.**: Entzündungen und Reizung der Luftwege. **Innerl.**: Entzündungen und Spasmen des Gastrointestinums. **Äußerlich**: Bei Haut- und Schleimhautentz., Entzündungen im Anal-bereich, Entzündungen im Genitalbereich. **Lokal**: Entzündungen von Haut und Schleimhaut, inkl. der Mund-höhle und des Zahnfleisches
D:	**Innerl.**: 0,1 g entspr. 5 Tropfen
A:	Akutbeschwerden > 1 Wo. oder periodisch wiederkehrend: Arzt konsul-tieren
KI:	Überempfindlichkeit gegenüber Korbblütlern
UW:	Nicht bekannt
WW:	Nicht bekannt
M:	Ph. Eur.
FAM:	Befelka® Öl, Hewekzem® novo Heilsalbe N, Kamillosan® Konzentrat

AG = Anwendungsgebiete, D = Dosierung, A = Anwendung, H = Hinweise, KI = Kontraindika-tionen, UW = Unerwünschte Wirkungen, WW = Wechselwirkungen, M = Monographien

Römische Kamille

Chamomillae romanae flos
Chamaemelum nobile (L.) All.

AG: **Innerl.**: Bei Völlegefühl und Blähungen, Entzündungen und Spasmen des Gastrointestinaltraktes.
Äußerlich: Bei Ekzemen, Wunden, Entzündungen
Lokal: Bei Entzündungen im Mund- und Rachenraum

D: **Innerl.**: 2–3 g (2–3 TL) auf 150 ml, 10 min,
3–4 × tgl. 1 Tasse.
Äußerlich: In Salben, zubereitet mit 3–10 % Droge,
Badezusatz: 50 g Droge auf 10 L Wasser.
Lokal: mehrmals tgl. mit 3–10 %igem Aufguss spülen oder gurgeln

A: Akutbeschwerden > 1 Woche oder periodisch wiederkehrend:
Arzt konsultieren

H: Aufguss nicht im Augenbereich anwenden;
Wirksamkeit nicht belegt; als Schmuckdroge verwendbar, sofern auf allergenes Risiko hingewiesen wird

KI: Schwangerschaft;
Überempfindlichkeit gegenüber Korbblütlern;
bei großflächigen Hautschäden keine äußerl. Anwendung;
Vollbäder auch nicht bei fieberhaften und infektiösen Erkrankungen, Herzinsuffizienz der Stadien III–IV (NYHA), Hypertonie im Stadium IV (WHO), nur nach Rücksprache mit dem Arzt

UW: Nicht bekannt

WW: Nicht bekannt

M: Ph. Eur., Komm. E –

AG = Anwendungsgebiete, D = Dosierung, A = Anwendung, H = Hinweise, KI = Kontraindikationen, UW = Unerwünschte Wirkungen, WW = Wechselwirkungen, M = Monographien

Kardamomenfrüchte

Cardamomi fructus

Elettaria cardamomum (L.) Maton

AG:	Bei dyspeptischen Beschwerden, gegen Appetitlosigkeit
D:	0,5–1 g (1/3 TL) auf 150 ml, 10 min, bei Bedarf 1 Tasse Tee trinken, Tagesdosis: 1–2 g Droge
A:	Akutbeschwerden > 1 Woche oder periodisch wiederkehrend: Arzt konsultieren
H:	Bestandteil von „Lebkuchengewürz"
KI:	Bei Gallensteinleiden nur nach Rücksprache mit dem Arzt anwenden
UW:	Nicht bekannt
WW:	Nicht bekannt
M:	DAC, Komm. E +

AG = Anwendungsgebiete, D = Dosierung, A = Anwendung, H = Hinweise, KI = Kontraindikationen, UW = Unerwünschte Wirkungen, WW = Wechselwirkungen, M = Monographien

Kavakavawurzelstock

Kava-Kava rhizoma, Piperis methystici rhizoma
Piper methysticum G. Forst.

AG: Bei nervösen Angst-, Spannungs- und Unruhezuständen

D: Verwendung als Teezubereitung nicht gebräuchlich,
in Fertigarzneimitteln mit standardisierten Extrakten,
Tagesdosis: 60–120 mg Kavapyrone

A: Nicht > 3 Monate ohne ärztlichen Rat einnehmen

H: Kann auch bei bestimmungsgemäßem Gebrauch die Sehleistung und
das Reaktionsvermögen beeinträchtigen.

Bemerkung: Das BfArM hat im Juni 2002 die Zulassung widerrufen.
Die Versagung der Zulassung wurde im Mai 2005 in ein Ruhen umge-
wandelt. Zur Diskussion steht die Hepatoxizität (s. Lit. H. Schilcher
Leitfaden Phytotherapie 2007).

KI: Schwangerschaft und Stillzeit;
endogene Depressionen

UW: Selten allergische Hautreaktionen,
Hautverfärbungen (gelblich)

WW: W ↑ von zentral wirksamen Subst. wie Alkohol, Barbiturate und
Psychopharmaka möglich

M: DAC 2001, Komm. E +, ESCOP, WHO

AG = Anwendungsgebiete, D = Dosierung, A = Anwendung, H = Hinweise, KI = Kontraindikationen, UW = Unerwünschte Wirkungen, WW = Wechselwirkungen, M = Monographien

Kermesbeere, Kermesbeerenwurzel

Phytolaccae americanae fructus, Ph. a. radix

Phytolacca americana L.

AG: Bei Infekten als Immunmodulans

D: Einzeldosis:
Beeren: Keine Angabe;
Wurzel: 60–100 mg gepulverte Droge

A: Akutbeschwerden > 1 Woche oder periodisch wiederkehrend:
Arzt konsultieren

H: Wirksamkeit nicht belegt;
Hinweise auf antiödematöse und immunmodulierende Wirkung;
Teezubereitungen nicht üblich

KI: Schwangerschaft und Stillzeit

UW: Bei Überdosierung schwere Vergiftungserscheinungen

WW: Nicht bekannt

M: Keine

FAM: Tonsipret®

AG = Anwendungsgebiete, D = Dosierung, A = Anwendung, H = Hinweise, KI = Kontraindikationen, UW = Unerwünschte Wirkungen, WW = Wechselwirkungen, M = Monographien

Kiefernnadelnöl

Pini silvestris aetheroleum
Pinus silvestris L. u.a.

AG:	**Inhal./innerl.:** Bei Katarrhen der oberen und unteren Luftwege. **Äußerlich:** Bei rheumatischen und neuralgischen Beschwerden, Schrunden, auch in med. Bädern
D:	**Inhal.:** 2 g Öl auf 300 ml heißes Wasser, die Dämpfe mehrmals tgl. einatmen. **Innerl.:** Einige Tr. äth. Öl nur verd. bzw. verarbeitet einnehmen. **Äußerlich:** Einige Tr. auf die betroffenen Hautpartien auftragen Salbe: 10–50 %ig, mehrmals tgl. einreiben, Badezusatz: 2,5 g Öl auf 100 L
A:	Akutbeschwerden > 1 Woche oder periodisch wiederkehrend: Arzt konsultieren
KI:	Keine Inhalation bei Asthma bronchiale und Keuchhusten; bei großflächigen Hautschäden keine äußerl. Anwendung; Vollbäder auch nicht bei fieberhaften und infektiösen Erkrankungen, Herzinsuffizienz der Stadien III–IV (NYHA), Hypertonie im Stadium IV (WHO), nur nach Rücksprache mit dem Arzt
UW:	Reizung von Haut und Schleimhaut; Verstärkung von Bronchospasmen
WW:	Nicht bekannt
M:	Ph. Eur., Komm. E +, Stand.-Zul.
FAM:	Kombinationspräparate: Bronchoforton® für Kdr. Balsam, Eucabal® Balsam S, Grippostad® Erkältungsbalsam mild, Pinimenthol® und Transpulmin® in diversen Zubereitungen

AG = Anwendungsgebiete, D = Dosierung, A = Anwendung, H = Hinweise, KI = Kontraindikationen, UW = Unerwünschte Wirkungen, WW = Wechselwirkungen, M = Monographien

Klettenwurzel

Bardanae radix

Arctium lappa L., *A. minus* (Hill) Bernh., *A. tomentosum* Mill.

AG:	**Innerl.**: Bei Erkrankungen des Gastrointestinaltraktes. **Äußerlich**: Bei Ichthyosis, Psoriasis und Seborrhö der Kopfhaut; bei Ekzemen und schlecht heilenden Wunden
D:	**Innerl.**: 2,5 g (1 TL) auf 150 ml, Kaltansatz, ggf. mehrere h stehen lassen, bis zu 1 h kochen, 1–2 × tgl. 1 Tasse. **Äußerlich**: Klettenwurzelöl als Haaröl mit Erdnussöl verdünnt 1:10 zur Einreibung
A:	Akutbeschwerden > 1 Woche oder periodisch wiederkehrend: Arzt konsultieren
H:	Wirksamkeit nicht belegt; keine Risiken
KI:	Überempfindlichkeit gegenüber Korbblütlern
UW:	Nicht bekannt
WW:	Nicht bekannt
M:	DAC, Komm. E 0

AG = Anwendungsgebiete, D = Dosierung, A = Anwendung, H = Hinweise, KI = Kontraindikationen, UW = Unerwünschte Wirkungen, WW = Wechselwirkungen, M = Monographien

Knoblauch

Allii sativi bulbus
Allium sativum L.

AG: Zur Unterstützung diätetischer Maßnahmen bei Erhöhung der Blutfettwerte und zur Vorbeugung altersbedingter Gefäßveränderungen und Arteriosklerose

D: Mittlere Tagesdosis: 4 g frische Knoblauchzwiebel bzw. 8 mg Öl tgl. zur Einnahme, in Fertigarzneimitteln entsprechend

A: Akutbeschwerden > 1 Woche oder periodisch wiederkehrend: Arzt konsultieren

H: Knoblauch ist nur als Saft, Öl, Pulver oder in frischer Form als Gewürz, nicht als Tee wirksam; konzentrationsabhängige Veränderung des Geruchs von Haut und Atemluft

KI: Stillzeit

UW: Selten Magen-Darm-Beschwerden, allergische Reaktionen

WW: Nicht bekannt

M: Ph. Eur. (Pulver), EB 6 (Zwiebel), Komm. E (Zwiebel) +, ESCOP (Zwiebel), WHO (Zwiebel)

FAM: Sapec® Tabl., Kwai® forte Dragees, Strongus® Kapseln, Nobilin® Knoblauch Dragees; Kombinationspräparate: Ilja Rogoff® Tabl., Sanhelios® 333 Kapsel u. a. m.

AG = Anwendungsgebiete, D = Dosierung, A = Anwendung, H = Hinweise, KI = Kontraindikationen, UW = Unerwünschte Wirkungen, WW = Wechselwirkungen, M = Monographien

Königskerzenblüten, Wollblumen

Verbasci flos

Verbascum densiflorum Bertol., *V. phlomoides* L., *V. thapsus* L.

AG:	Bei Katarrhen der Atemwege
D:	Ca. 1 g (1 TL) auf 150 ml, 10–15 min, 3–4 × tgl. 1 Tasse, Tagesdosis: 3–4 g Droge
A:	Akutbeschwerden > 1 Woche oder periodisch wiederkehrend: Arzt konsultieren
H:	Dicht verschlossen mit Trocknungsmittel lagern; Verwendung auch als Schmuckdroge
KI:	Nicht bekannt
UW:	Nicht bekannt
WW:	Nicht bekannt
M:	Ph. Eur., Komm. E +, Stand.-Zul., HMPC trad.
FAM:	Kombinationspräparat: Pulmo Hevert Bronchialkomplex®

Koriander

Coriandri fructus

Coriandrum sativum L.

AG:	Gegen Appetitlosigkeit und dyspeptische Beschwerden mit leichten Krämpfen im gastrointestinalen Bereich, bei Völlegefühl, Blähungen
D:	1–3 g (1/2–1 TL) kurz vor dem Gebrauch zerstoßen, auf 150 ml, 10–15 min, bei Appetitlosigkeit: 1 Tasse 30 min vor dem Essen, bei Verdauungsbeschwerden: 1 Tasse nach dem Essen, Tagesdosis: 3 g Droge
A:	Akutbeschwerden > 1 Woche oder periodisch wiederkehrend: Arzt konsultieren
KI:	Nicht bekannt
UW:	Nicht bekannt
WW:	Nicht bekannt
M:	Ph. Eur., Komm. E +, Stand.-Zul.
FAM:	Floradix Multipretten Kräuter-Dragees® N

AG = Anwendungsgebiete, D = Dosierung, A = Anwendung, H = Hinweise, KI = Kontraindikationen, UW = Unerwünschte Wirkungen, WW = Wechselwirkungen, M = Monographien

Krauseminzblätter

Menthae crispae folium
Mentha spicata L. var. *crispa* (Benth.) Danert

AG: **Lokal**: Zur Mundhygiene in Mundwässern, Zahnpflegemitteln und Kaugummi (Spearmint).
Innerl.: Als Stomachikum und Karminativum, zur Förderung der Verdauung, bei Blähungen

D: **Innerl.**: 1–1,5 g (1 knapper TL) auf 150 ml, 10 min, mehrmals tgl. 1 Tasse

A: Bei anhaltenden innerl. Beschwerden: Arzt konsultieren

KI: Nicht bekannt

UW: Nicht bekannt

WW: Nicht bekannt

M: EB 6

AG = Anwendungsgebiete, D = Dosierung, A = Anwendung, H = Hinweise, KI = Kontraindikationen, UW = Unerwünschte Wirkungen, WW = Wechselwirkungen, M = Monographien

Kreuzdornbeeren

Rhamni cathartici fructus
Rhamnus cathartica L.

AG: Obstipation

D: 2–5 g (1 TL) auf 150 ml, 10–15 min,
morgens und/oder abends 1 Tasse,
Tagesdosis: Max. 5 g Droge;
die individuell richtige Dosierung ist die geringste, die erforderlich
ist, um einen weich geformten Stuhl zu erhalten

A: Dauer der Anwendung: auf kurze Zeiträume (max. 1–2 Wochen)
begrenzen, Arzt konsultieren

H: Eine zu lange Dauer der Anwendung kann zu einer Verstärkung der
Darmträgheit führen, allgemein auf ballaststoffreiche Ernährung,
ausreichende Flüssigkeitszufuhr und viel Bewegung achten;
Anwendung während der Schwangerschaft und Stillzeit nur nach
Rücksprache mit dem Arzt

KI: Darmverschluss, akut-entzündliche Erkrankungen des Darmes
(Morbus Crohn, Colitis ulcerosa, Appendizitis), abdominale
Schmerzen unbekannter Ursache;
nicht bei Kindern < 12 Jahren

UW: In Einzelfällen krampfartige Magen-Darm-Beschwerden, bei häufiger
und lang dauernder Anwendung oder Überdosierung Elektrolytverluste (Kalium!), Albuminurie, Hämaturie

WW: Durch Kaliumverluste → Herzglykosidwirkung ↑, Beeinflussung der
Wirkung von Antiarrhythmika

M: DAB, Komm. E +, Stand.-Zul.

AG = Anwendungsgebiete, D = Dosierung, A = Anwendung, H = Hinweise, KI = Kontraindikationen, UW = Unerwünschte Wirkungen, WW = Wechselwirkungen, M = Monographien

Kümmel

Carvi fructus
Carum carvi L.

AG:	Bei dyspeptischen Beschwerden wie leichte krampfartige Beschwerden im Magen- und Darmbereich, Blähungen und Völlegefühl sowie bei nervösen Herz-Magen-Beschwerden
D:	1–5 g frisch zerstoßene Droge (1 TL), auf 150 ml, 10–15 min bedeckt, Erwachsene: 1–3 mal tgl. 1 Tasse, Tagesdosis: 1,5–6 g Droge; Säuglinge: Verdünnung der Erwachsenendosis 1:1 mit abgekochtem Wasser
A:	Akutbeschwerden > 1 Woche oder periodisch wiederkehrend: Arzt konsultieren
H:	Verwendung als Gewürz und zur Likörherstellung
KI:	Nicht bekannt
UW:	Nicht bekannt
WW:	Nicht bekannt
M:	Ph. Eur., Komm. E +, Stand.-Zul., ESCOP
FAM:	Carum carvi Weleda® Supp.; Kombinationspräparate: Iberogast®, Carminativum Hetterich®, Carum carvi Wala®, Floradix® Multipretten Kräuter Dragees N

AG = Anwendungsgebiete, D = Dosierung, A = Anwendung, H = Hinweise, KI = Kontraindikationen, UW = Unerwünschte Wirkungen, WW = Wechselwirkungen, M = Monographien

Kümmelöl

Carvi aetheroleum
Carum carvi L.

AG: Dyspeptische Beschwerden wie leichte krampfartige Beschwerden im Magen und Darmbereich, Blähungen und Völlegefühl, Anregung der Magensaftsekretion sowie bei nervösen Herz-Magen-Beschwerden; auch in der Pädiatrie

D: Einzeldosis: Öl: 1–2 Tr. auf Zucker,
Tagesdosis: Öl: 3–6 Tr.

A: Akutbeschwerden > 1 Woche oder periodisch wiederkehrend: Arzt konsultieren

H: Verwendung zur Likörherstellung

KI: Nicht bekannt

UW: Nicht bekannt;
langzeitige Aufnahme hoher Dosen des äth. Öles (z. B. im Kümmellikör) kann zu Nieren- und Leberschäden führen

WW: Nicht bekannt

M: Ph. Eur., Komm. E +

FAM: Windsalbe®; Kombinationspräparat: Enteroplant® Kapseln

AG = Anwendungsgebiete, D = Dosierung, A = Anwendung, H = Hinweise, KI = Kontraindikationen, UW = Unerwünschte Wirkungen, WW = Wechselwirkungen, M = Monographien

Kürbissamen

Cucurbitae semen
Cucurbita pepo L.

AG: Bei Reizblase, Miktionsbeschwerden, bei benignen Prostataadenomen
Stadium I–II

D: Verwendung als Teezubereitung nicht gebräuchlich,
morgens und abends 15–30 g (3–6 TL) gemahlen oder zerkaut mit Flüssigkeit einnehmen;
in Fertigarzneimittel mit standardisierten Extrakten entsprechend

A: Anwendung muss über Wochen bzw. sogar Monate laufen;
Kürbissamen mildern nur die Symptome, beheben aber nicht die
Ursache; daher sollte in regelmäßigen Abständen ein Facharzt konsultiert werden

H: Auf ausreichende Flüssigkeitszufuhr achten (Mindestmenge 2 L/d)

KI: Nicht bekannt

UW: Nicht bekannt

WW: Nicht bekannt

M: DAB, Komm. E +, Stand.-Zul.

FAM: Cysto Urgenin® (Samenöl), Granufink® Blase (Samen, -öl), Granufink®
Kürbiskerne, Nomon® mono Kapseln, Prostafink® forte Kapseln,
Urgenin® Cucurbitae Oleum (Samenöl), Vesiherb Tabletten;
Kombinationspräparate: Granufink® femina/prosta Kapseln,
Prostamed® Tabletten

AG = Anwendungsgebiete, D = Dosierung, A = Anwendung, H = Hinweise, KI = Kontraindikationen, UW = Unerwünschte Wirkungen, WW = Wechselwirkungen, M = Monographien

Echtes Labkraut

Galii veri herba
Galium verum L.

AG:	**Innerl.**: Zur Vermehrung der Harnausscheidung. **Äußerlich**: Bei schlecht heilenden Wunden
D:	**Innerl./äußerlich**: 4–5 g (2 TL) auf 150 ml, 10 min, auch Kaltansatz; 2–3 × tgl. 1 Tasse; auch für feuchte Umschläge; **Bad**: 100 g auf 100 L Wasser, ca. 5 min kochen, abseihen und ins Vollbad geben
H:	Wirksamkeit nicht belegt; Droge kann als obsolet angesehen werden
KI:	Bei großflächigen Hautschäden keine äußerl. Anwendung; Vollbäder auch nicht bei fieberhaften und infektiösen Erkrankungen, Herzinsuffizienz der Stadien III–IV (NYHA), Hypertonie im Stadium IV (WHO), nur nach Rücksprache mit dem Arzt
UW:	Nicht bekannt
WW:	Nicht bekannt
M:	DAC

AG=Anwendungsgebiete, D=Dosierung, A=Anwendung, H=Hinweise, KI=Kontraindikationen, UW=Unerwünschte Wirkungen, WW=Wechselwirkungen, M=Monographien

Latschenkiefernöl

Pini pumilionis aetheroleum
Pinus mugo Turra

AG: **Inhal.**: Bei Katarrhen der oberen und unteren Luftwege.
Äußerlich: Bei Katarrhen der oberen und unteren Luftwege, bei rheumatischen und neuralgischen Beschwerden

D: **Inhal.**: Einige Tr. in heißes Wasser und Dämpfe einatmen.
Äußerlich: Einige Tr. auf die betroffenen Bezirken auftragen
Badezusatz: Mind. 2,5 g auf 100 L

A: Akutbeschwerden > 1 Woche oder periodisch wiederkehrend:
Arzt konsultieren

KI: Keine Inhalation bei Asthma bronchiale und Keuchhusten;
bei großflächigen Hautschäden keine äußerl. Anwendung;
Vollbäder auch nicht bei fieberhaften und infektiösen Erkrankungen,
Herzinsuffizienz der Stadien III–IV (NYHA), Hypertonie im Stadium IV
(WHO),
nur nach Rücksprache mit dem Arzt

UW: Innerl. und äußerl. verstärkte Reizerscheinungen an Haut und
Schleimhaut; Bronchospasmen können verstärkt werden

WW: Nicht bekannt

M: Ph. Eur.

FAM: Kombinationspräparate: Allgäuer Latschenkiefer in divers. Zuber.,
Dolo Cyl Öl®, Inspirol®, Polio-Elan® Salbe, Poly-Elan® Salbe, Euflux®

AG = Anwendungsgebiete, D = Dosierung, A = Anwendung, H = Hinweise, KI = Kontraindikationen, UW = Unerwünschte Wirkungen, WW = Wechselwirkungen, M = Monographien

Lavendelblüten

Lavandulae flos
Lavandula angustifolia Mill.

AG:	**Innerl.:** Unruhezustände, Einschlafstörungen, Appetitlosigkeit, funktionelle Oberbauchbeschwerden, nervöser Reizmagen, Meteorismus, nervöse Darmbeschwerden. **Äußerlich:** Balneotherapie bei funktionellen Kreislaufstörungen
D:	**Innerl.:** 1–1,5 g (1–2 TL) auf 150 ml, 10 min (bedeckt), 3 Tassen tgl., insbes. vor dem Schlafengehen. **Äußerlich:** 100–500 g Droge auf 100 L Wasser
A:	Akutbeschwerden > 1 Woche oder periodisch wiederkehrend: Arzt konsultieren
H:	Kombinationen mit anderen beruhigend und/oder karminativ wirksamen Drogen können sinnvoll sein
KI:	Nicht bekannt; bei großflächigen Hautschäden keine äußerl. Anwendung; Vollbäder auch nicht bei fieberhaften und infektiösen Erkrankungen, Herzinsuffizienz der Stadien III–IV (NYHA), Hypertonie im Stadium IV (WHO), nur nach Rücksprache mit dem Arzt
UW:	Nicht bekannt
WW:	Nicht bekannt
M:	Ph. Eur., Komm. E +, Stand.-Zul., ESCOP, WHO
FAM:	Kombinationspräparat: Presselin® Dyspeptikum Tropfen

AG = Anwendungsgebiete, D = Dosierung, A = Anwendung, H = Hinweise, KI = Kontraindikationen, UW = Unerwünschte Wirkungen, WW = Wechselwirkungen, M = Monographien

Lavendelöl

Lavandulae aetheroleum
Lavandula angustifolia Mill.

AG:	Unruhezustände, Einschlafstörungen, Appetitlosigkeit, funktionelle Oberbauchbeschwerden, nervöser Reizmagen, Meteorismus, nervöse Darmbeschwerden
D:	1–4 Tr. (ca. 20–80 mg) auf 1 Stück Würfelzucker
A:	Akutbeschwerden > 1 Woche oder periodisch wiederkehrend: Arzt konsultieren
H:	Kombinationen mit anderen beruhigend und/oder karminativ wirksamen Ölen können sinnvoll sein
KI:	Nicht bekannt
UW:	Nicht bekannt, selten Allergien
WW:	Nicht bekannt
M:	Ph. Eur., WHO
FAM:	Lasca Kapseln®; Kombinationspräparate: Aconit Ohrentropfen, -Schmerzöl, Carmol® Tropfen, Lebenstropfen® N

AG = Anwendungsgebiete, D = Dosierung, A = Anwendung, H = Hinweise, KI = Kontraindikationen, UW = Unerwünschte Wirkungen, WW = Wechselwirkungen, M = Monographien

Lebensbaum

Thujae occidentalis herba
Thuja occidentalis L.

AG: **Innerl.**: Harntreibend; bei Fieber und Erkältungen, Infektanfälligkeit.
Äußerlich: Topische Anwendung bei viral bedingtem Warzen-
wachstum

D: **Innerl.**: Von der Teezubereitung ist wegen der Dosierungsungenauig-
keit in Verbindung mit der Toxizität des Thujons abzuraten;
Verwendung von Fertigarzneimitteln mit standardisierten Extrakten
gemäß Packungsbeilage,
Extrakt: mit 50 % Äthanol (1:1): 3 × tgl. 2 ml.
Äußerlich: Tinktur (unverdünnt): Max. 0,5 g zur Pinselung

A: Akutbeschwerden > 1 Woche oder periodisch wiederkehrend:
Arzt konsultieren

H: Thujaextrakte sind Bestandteil von Kombinationspräparaten;
Überdosierung bei innerl. Anwendung kann Erbrechen bis zur Vergiftung hervorrufen

KI: Schwangerschaft

UW: Nicht bekannt

WW: Nicht bekannt

M: EB 6

FAM: Thuja extern Tropfen; Kombinationspräparate: Esberitox® Tabletten,
Wund- und Brandgel Wala®

AG = Anwendungsgebiete, D = Dosierung, A = Anwendung, H = Hinweise, KI = Kontraindikationen, UW = Unerwünschte Wirkungen, WW = Wechselwirkungen, M = Monographien

Leinsamen

Lini semen
Linum usitatissimum L.

AG: **Innerl.**: Unzerkleinert, zerstoßen oder geschrotet als Quellstoff-Abführmittel;
auch habituelle Obstipation; durch Laxanzien-Abusus geschädigtes Kolon; Colon irritabile; als Schleimzubereitung bei Gastritis und Enteritis.
Äußerl: Kataplasma bei lokalen Entzündungen

D: **Innerl**: Ca. 10 g (2 TL) Ganzdroge mit 150 ml Flüssigkeit, 2–3 × tgl.;
Schleimzubereitung: 10 g geschrotete Droge auf 150 ml, 2–3 × tgl.
Äußerl: 30–50 g Leinsamenmehl als feuchtheißes Kataplasma (bzw. als Kompresse)

A: Akutbeschwerden > 1 Woche oder periodisch wiederkehrend: Arzt konsultieren

H: Leinsamen müssen mit viel Flüssigkeit eingenommen werden (Mindestmenge 2 L/d)

KI: Darmverschluss, Verengung der Speiseröhre oder des Mageneingangs, akut entzündliche Darmerkrankungen; nicht für Kinder < 6 Jahre

UW: Nicht bekannt

WW: Die Resorption anderer, gleichzeitig verabreichter Arzneistoffe kann behindert werden (z. B. von Eisen-Lithium-Präparaten aus Magen-Darm-Kanal) → 30 min Zeitabstand zur Einnahme von anderen Arzneimitteln.

M: Ph. Eur., Komm. E +, Stand.-Zul., ESCOP, HMPC wiss./trad.

AG = Anwendungsgebiete, D = Dosierung, A = Anwendung, H = Hinweise, KI = Kontraindikationen, UW = Unerwünschte Wirkungen, WW = Wechselwirkungen, M = Monographien

Liebstöckelwurzel

Levistici radix

Levisticum officinale W.D.J. Koch

AG: Als Diuretikum bei entzündlichen Erkrankungen der ableitenden Harnwege, Durchspülung bei Nierengrieß; auch bei Verdauungsbeschwerden, Sodbrennen und Völlegefühl

D: 2–4 g (1 TL) auf 150 ml, 10–15 min;
mehrmals tgl. 1 Tasse zwischen den Mahlzeiten;
als Stomachikum: 30 min vor dem Essen 1 Tasse,
Tagesdosis: 4–8 g Droge

A: Akutbeschwerden > 1 Woche oder periodisch wiederkehrend:
Arzt konsultieren

H: Mit viel Flüssigkeit einnehmen (Mindestmenge 2 L/d)

KI: Nicht bei entzündlichen Erkrankungen des Nierenparenchyms, sowie bei eingeschränkter Herz- und Nierenfunktion;
Schwangerschaft

UW: Selten Photodermatosen;
bei längerer Anwendung auf intensive UV-Bestrahlung verzichten

WW: Nicht bekannt

M: Ph. Eur., Komm. E +, Stand.-Zul.

FAM: Kombinationspräparat: Canephron® N Dragees

AG = Anwendungsgebiete, D = Dosierung, A = Anwendung, H = Hinweise, KI = Kontraindikationen, UW = Unerwünschte Wirkungen, WW = Wechselwirkungen, M = Monographien

Lindenblüten

Tiliae flos

Tilia cordata Mill., *T. platyphyllus* Scop., *T.* x *vulgaris* Hayne

AG: Bei Erkältungskrankheiten und damit verbundenem Husten; bei Schwitzkuren

D: 2 g (1 TL) auf 150 ml, 5–10 min,
auch Kaltansatz, zum Sieden erhitzen, 5–10 min;
1–2 × tgl.,
Tagesdosis: 2–4 g Droge

A: Akutbeschwerden > 1 Woche oder periodisch wiederkehrend: Arzt konsultieren

KI: Nicht bekannt

UW: Nicht bekannt

WW: Nicht bekannt

M: Ph. Eur., Komm. E +, Stand.-Zul.

AG = Anwendungsgebiete, D = Dosierung, A = Anwendung, H = Hinweise, KI = Kontraindikationen, UW = Unerwünschte Wirkungen, WW = Wechselwirkungen, M = Monographien

Löwenzahn

Taraxaci herba cum radice

Taraxacum sect. *Ruderalia*, syn. *T. officinale* agg. (Webb. ex Wigg.)

AG: Störung des Gallenflusses, als Diuretikum, bei Appetitlosigkeit und dyspeptischen Beschwerden (Choleretikum), bei entzündlichen Erkrankungen der ableitenden Harnwege

D: 3 g (2 TL) auf 150 ml, 10 min,
3 × tgl. 1 Tasse,
Tinktur: 3 × tgl. 10–15 Tr.

A: Akutbeschwerden > 1 Woche oder periodisch wiederkehrend:
Arzt konsultieren.

KI: Verschluss der Gallenwege, Ileus, bei Gallensteinleiden nach Rücksprache mit dem Arzt

UW: Magenübersäuerung

WW: Nicht bekannt

M: ÖAB (Wurzel), DAC (Kraut, Wurzel), Komm. E + (Kraut, Wurzel), Stand.-Zul. (Kraut, Wurzel), ESCOP (Kraut, Wurzel), WHO (Kraut, Wurzel), HMPC Vorb.

FAM: Paverysat L Bürger® Tropfen; Kombinationspräparate: Imupret® Dragees, -Tropfen, Salus® Gallexier Kräuter Dragees

AG = Anwendungsgebiete, D = Dosierung, A = Anwendung, H = Hinweise, KI = Kontraindikationen, UW = Unerwünschte Wirkungen, WW = Wechselwirkungen, M = Monographien

Lungenkraut

Pulmonariae herba
Pulmonaria officinalis L.

AG: Bei Erkrankungen und Beschwerden der Atemwege, des Magen-Darm-Traktes sowie der Niere und der ableitenden Harnwege

D: 1,5 g (2 TL) auf 150 ml, 10 min,
auch Kaltansatz, kurz zum Sieden erhitzen, 5–10 min;
mehrmals tgl. 1 Tasse, mit Honig gesüßt, schluckweise trinken

A: Akutbeschwerden > 1 Woche oder periodisch wiederkehrend:
Arzt konsultieren

H: Wirksamkeit nicht belegt;
keine Risiken

KI: Nicht bekannt

UW: Nicht bekannt

WW: Nicht bekannt

M: DAB, Komm E 0

AG = Anwendungsgebiete, D = Dosierung, A = Anwendung, H = Hinweise, KI = Kontraindikationen, UW = Unerwünschte Wirkungen, WW = Wechselwirkungen, M = Monographien

Mädesüßkraut, Mädesüßblüten

Filipendulae ulmariae herba, Spiraeae flos
Filipendula ulmaria (L.) Maxim.

AG: Zur unterstützenden Behandlung bei Erkältungskrankheiten (flos und herba); bei fiebrigen Erkältungen zur Steigerung der Harnausscheidung (flos); Diaphoretikum

D: 1–2 g (1 TL) auf 150 ml, 10 min,
mehrmals tgl. 1 Tasse möglichst heiß,

Tagesdosis: Mädesüßblüten: 2,5–3,5 g,
Mädesüßkraut: 4–5 g

A: Akutbeschwerden > 1 Woche oder periodisch wiederkehrend: Arzt konsultieren

H: Blüten sind arzneilich wertvoller als Kraut

KI: Vorsicht bei Salicylat-Überempfindlichkeit

UW: Nicht bekannt

WW: Nicht bekannt

M: Kraut: Ph. Eur, Blüten: DAC, Komm. E +, Stand.-Zul., ESCOP

AG = Anwendungsgebiete, D = Dosierung, A = Anwendung, H = Hinweise, KI = Kontraindikationen, UW = Unerwünschte Wirkungen, WW = Wechselwirkungen, M = Monographien

Maiglöckchenkraut

Convallariae herba
Convallaria majalis L.

AG: Bei leichter Herzinsuffizienz (Stadium I-II NYHA), Altersherz und bei chronischer Cor pulmonale

D: Mittlere Einzeldosis: 0,2 g,
Tagesdosis: 0,6 g.
Alle Angaben beziehen sich auf eingestelltes Maiglöckchenpulver (DAB).

A: Anwendung nur unter ärztlicher Aufsicht und gemäß den Vorgaben des Arztes

H: **Anwendung nicht eingestellter Zubereitungen nicht vertretbar**

KI: Therapie mit Digitalis-Glykosiden,
Kalium-Mangelzustände

UW: Übelkeit, Erbrechen, Herzrhythmusstörungen

WW: Bei gleichzeitiger Gabe von Chinidin, Calcium, Saluretika, Laxanzien, Glucocorticoiden wegen Kaliumverlustes
W ↑ und UW ↑

M: DAB, ÖAB, Komm. E +

AG = Anwendungsgebiete, D = Dosierung, A = Anwendung, H = Hinweise, KI = Kontraindikationen, UW = Unerwünschte Wirkungen, WW = Wechselwirkungen, M = Monographien

Maisgriffel

Maidis stigma
Zea mays L.

AG:	Als Diuretikum; bei Erkrankungen der Harnwege
D:	0,5 g (1 TL) auf 150 ml, mit kaltem Wasser ansetzen, aufkochen und nach einigen Minuten abseihen, mehrmals tgl. 1 Tasse
A:	Akutbeschwerden > 1 Woche oder periodisch wiederkehrend: Arzt konsultieren
H:	Wirksamkeit nicht belegt, keine Risiken
KI:	Nicht bekannt
UW:	Nicht bekannt
WW:	Nicht bekannt
M:	EB 6

AG = Anwendungsgebiete, D = Dosierung, A = Anwendung, H = Hinweise, KI = Kontraindikationen, UW = Unerwünschte Wirkungen, WW = Wechselwirkungen, M = Monographien

Malvenblätter, Malvenblüten

Malvae folium, Malvae flos

Malva sylvestris L., *M. neglecta* Wallr. u. a.

AG:	Bei Schleimhautreizungen im Mund- und Rachenraum und damit verbundenem Reizhusten; als mildes Adstringens bei Gastroenteritis
D:	3–5 g Blätter (3–4 TL), 1,5–2 g Blüten (3–4 TL), auf 150 ml, 10 min, auch Kaltansatz, mehrmals tgl. 1 Tasse, Tagesdosis: 3–5 g Droge
A:	Akutbeschwerden > 1 Woche oder periodisch wiederkehrend: Arzt konsultieren
H:	Malvenblüten: Verwendung auch als Schmuckdroge
KI:	Nicht bekannt
UW:	Nicht bekannt
WW:	Nicht bekannt
M:	Ph. Eur. (Blüten), DAC (Blätter), Ph. Helv. (Blätter), ÖAB (Blätter), Stand.-Zul. (Blätter), Komm. E + (Blüten, Blätter)

AG = Anwendungsgebiete, D = Dosierung, A = Anwendung, H = Hinweise, KI = Kontraindikationen, UW = Unerwünschte Wirkungen, WW = Wechselwirkungen, M = Monographien

Manna

Manna
Fraxinus ornus L.

AG: Bei Verstopfung und Erkrankungen, bei denen eine erleichterte Darmentleerung mit weichem Stuhl erwünscht ist, z.B. Hämorrhoiden,
Analfissuren, rektale operative Eingriffe

D: Erwachsene: Tagesdosis: 20–30 g Droge,
Kinder: Tagesdosis: 2–16 g Droge,
1 TL entspricht 3–4 g

A: Akutbeschwerden > 1 Woche oder periodisch wiederkehrend:
Arzt konsultieren

H: Bestandteil von „Schwedenbitter"

KI: Darmverschluss

UW: Blähungen und Übelkeit möglich

WW: Nicht bekannt

M: DAC, ÖAB, Komm. E +

FAM: Kombinationspräparat: Jacobus® Schwedenbitter

AG = Anwendungsgebiete, D = Dosierung, A = Anwendung, H = Hinweise, KI = Kontraindikationen, UW = Unerwünschte Wirkungen, WW = Wechselwirkungen, M = Monographien

Mariendistelfrüchte

Silybi mariani fructus
Silybum marianum L. (Gaertn.)

AG: Bei dyspeptischen Beschwerden;
Zubereitungen bei toxischen Lebererkrankungen, zur unterstützenden Behandlung chronisch-entzündlicher Lebererkrankungen, bei
Leberzirrhose und in Form von Silymarin als Antidot bei Knollenblät-
terpilzvergiftungen

D: 3–4 g zerstoßene Droge (1–2 TL) auf 150 ml,
10–15 min; auch Kaltansatz; 3–4 × tgl. 1 Tasse,
Tagesdosis: 12–15 g,
Zubereitungen entsprechend 200–400 mg Silymarin

A: Akutbeschwerden > 1 Woche oder periodisch wiederkehrend:
Arzt konsultieren

H: Einnahme von Fertigarzneimitteln mit standardisiertem Silymarin-
gehalt ist vorzuziehen

KI: Nicht bekannt

UW: Nicht bekannt

WW: Nicht bekannt

M: Ph. Eur., Komm. E +, Stand.-Zul., ESCOP, WHO

FAM: Legalon® 70/140/SIL Kps./TS, Phytohepar® novo Hartkapseln, Silibene®
109/156 Kapseln, Silicur® 140/200 Kps., Silimarit® Weichkps und
diverse Silymarin-Präparate; Kombinationspräparate: Iberogast®,
Hepatofalk® Planta N Kps., Cholhepan® N Dragees

AG = Anwendungsgebiete, D = Dosierung, A = Anwendung, H = Hinweise, KI = Kontraindikationen, UW = Unerwünschte Wirkungen, WW = Wechselwirkungen, M = Monographien

Grüne Mateblätter

Mate folium viride
Ilex paraguariensis A. St.-Hil.

AG:	Geistige und körperliche Ermüdung
D:	Ca. 2 g (1 TL) auf 150 ml, 5–10 min; kurz aufgebrüht stärker anregend, länger aufgebrüht weniger anregend wegen des höheren Gerbstoffgehaltes; Tagesdosis: 3 g Droge
A:	Akutbeschwerden > 1 Woche oder periodisch wiederkehrend: Arzt konsultieren
KI:	Nicht bekannt
UW:	Nicht bekannt
WW:	Nicht bekannt
M:	DAC, Komm. E +, HMPC Vorb.

AG = Anwendungsgebiete, D = Dosierung, A = Anwendung, H = Hinweise, KI = Kontraindikationen, UW = Unerwünschte Wirkungen, WW = Wechselwirkungen, M = Monographien

Mäusedornwurzelstock

Rusci rhizoma
Ruscus aculeatus L.

AG: Zur unterstützenden Therapie von Beschwerden bei chronisch venöser Insuffizienz (CVI) wie Schmerzen und Schweregefühl in den Beinen, nächtliche Wadenkrämpfe, Juckreiz und Schwellungen; auch zur unterstützenden Therapie von Beschwerden bei Hämorrhoiden wie Juckreiz und Brennen

D: Tagesdosis: 7–11 mg Gesamtruscogenin

A: Akutbeschwerden > 1 Woche oder periodisch wiederkehrend: Arzt konsultieren

H: Verwendung als Teezubereitung nicht gebräuchlich, in Fertigarzneimittel mit standardisierten Extrakten

KI: Nicht bekannt

UW: Selten Magenbeschwerden und Übelkeit

WW: Nicht bekannt

M: Ph. Eur., Komm. E +, ESCOP, HMPC trad.

FAM: Cefadyn® Tabletten, Fagorutin® Ruscus Kapseln, Phlebodril® mono Kapseln, Venelbin® Ruscus Tabletten; Kombinationspräparat: Phlebodril® Kapseln

AG = Anwendungsgebiete, D = Dosierung, A = Anwendung, H = Hinweise, KI = Kontraindikationen, UW = Unerwünschte Wirkungen, WW = Wechselwirkungen, M = Monographien

Meerzwiebel

Scillae bulbus
Urginea maritima (L.) Baker

AG:	Bei leichten Formen der Herzinsuffizienz (Stadium I–II NYHA), auch bei eingeschränkter Nierenfunktion
D:	0,1–0,5 g eingestelltes Meerzwiebelpulver, Einzeldosis: 60–200 mg, Tagesdosis: 180–200 mg
A:	Anwendung nur unter ärztlicher Aufsicht und gemäß den Vorgaben des Arztes
KI:	Therapie mit Digitalisglykosiden, Kalium-Mangelzustände
UW:	Erbrechen, Übelkeit, Durchfälle, unregelmäßiger Puls
WW:	Bei gleichzeitiger Gabe von Chinidin, Calcium, Saluretika, Laxanzien, Glucocorticoiden wegen Kaliumverlustes W und UW ↑
M:	DAB, Komm. E +

AG = Anwendungsgebiete, D = Dosierung, A = Anwendung, H = Hinweise, KI = Kontraindikationen, UW = Unerwünschte Wirkungen, WW = Wechselwirkungen, M = Monographien

Melissenblätter

Melissae folium
Melissa officinalis L.

AG: Nervös bedingte Einschlafstörungen (Förderung der Schlafbereit-schaft), funktionelle Magen-Darm-Beschwerden (nervöser Magen); auch in der Pädiatrie

D: 1,5–4,5 g (3–7 TL) auf 150 ml, 10–15 min, mehrmals tgl. 1 Tasse

A: Akutbeschwerden > 1 Woche oder periodisch wiederkehrend: Arzt konsultieren

H: Kombinationen mit anderen beruhigend und/oder karminativ wirk-samen Drogen können sinnvoll sein

KI: Nicht bekannt

UW: Nicht bekannt

WW: Nicht bekannt

M: Ph. Eur., Komm. E + , Stand.-Zul., ESCOP, WHO, HMPC trad.

FAM: Extern: Lomaherpan®; Kombinationspräparate: Baldriparan® zur Beruhigung Tabletten, Carmol®, Euvegal® Tabletten, -Tropfen, Ibero-gast®, Plantival® novo/forte, Sedariston® plus Tropfen, Vivinox® Day Beruhigungsdragees

AG = Anwendungsgebiete, D = Dosierung, A = Anwendung, H = Hinweise, KI = Kontraindika-tionen, UW = Unerwünschte Wirkungen, WW = Wechselwirkungen, M = Monographien

Minzöl

Menthae arvensis aetheroleum partim mentholum depletum

Mentha canadensis L. *(*syn. *M. arvensis* L. var. *glabrata* (Benth.) Fern.,
M. arvensis var. *piperascens* Malinv. ex Holmes)

AG:	**Innerl.**: Bei funktionellen Magen-Darm-Beschwerden mit Meteorismus, Katarrhen der Atemwege und Gallenbeschwerden. **Äußerlich**: Bei Myalgien und neuralgieformen Beschwerden
D:	**Innerl.**: Mittlere Tagesdosis: 3–6 Tr. **Inhal.**: 3–4 Tr. in heißes Wasser geben. **Äußerl**: Einige Tr. auf die betroffenen Hautpartien, Minzöl in halbfesten und öligen Zuber.: 5–10 % äth. Öl Nasensalbe: 1–5 % äth. Öl
A:	Akutbeschwerden > 1 Woche oder periodisch wiederkehrend: Arzt konsultieren
KI:	Innerl.: Entzündl. Erkrankungen im Gastrointestinaltrakt und der Gallenwege, schwere Lebererkrankungen. Äußerlich: Bei Sgl. und Klkd. nicht im Gesicht, nicht zur Inhal. → Glottiskrampf oder Bronchospasmus bis hin zu asthmaähnlichen Anfällen oder zum Atemstillstand
UW:	Magenbeschwerden
WW:	Nicht bekannt
M:	Ph. Eur., Komm. E +, Stand.-Zul.
FAM:	Infiminz®, JHP Rödler®, Japanisches Heilpflanzenöl versch. Anbieter; Kombinationspräparat: Dreierlei® Tropfen

AG = Anwendungsgebiete, D = Dosierung, A = Anwendung, H = Hinweise, KI = Kontraindikationen, UW = Unerwünschte Wirkungen, WW = Wechselwirkungen, M = Monographien

Mistelkraut

Visci herba

Viscum album L.

AG: **Innerl.**: Als Adjuvans bei der Therapie des Bluthochdrucks, Schwindelgefühl.
Parenteral: Zur Segmenttherapie bei degenerativ entzündl. Gelenkserkrankungen (durch Auslösung cutivisceraler Reflexe) nach Setzen lokaler Entzündungen durch intrakutane Injektionen; zur Palliativtherapie im Sinne einer unspez. Reiztherapie bei malignen Tumoren

D: **Innerl.**: 2,5 g (1 TL) auf 150 ml kaltes Wasser,
10–12 h, vor dem Trinken kurz zum Sieden erhitzen, 1–2 Tassen tgl.
Parenteral: Nach Angaben des Herstellers, soweit nicht anders verordnet

A: Anwendung nur unter ärztlicher Aufsicht und gemäß den Vorgaben des Arztes; **Rückschlüsse aus den parenteralen Anwendungsgebieten auf die Wirksamkeit der Teezubereitungen unzulässig**

H: Die blutdrucksenkende Wirkung und die therapeutische Wirksamkeit bei milden Formen der Hypertonie (Grenzwerthypertonie) bedürfen einer Überprüfung

KI: Eiweißüberempfindlichkeit, chronisch-progrediente Infektionen, z. B. Tuberkulose, hochfieberhafte Zustände

UW: Schüttelfrost, hohes Fieber, Kopfschmerzen, pektanginöse Beschwerden, orthostatische Kreislaufstörungen,
allergische Reaktionen

WW: Nicht bekannt

M: DAB, Komm. E +

FAM: **Innerl.**: Mistel Curarina Tropfen, Viscum aar® Dragees u. a. m.;
Kombinationspräparate: Antihypertonikum Schuck®, Ilja Rogoff®
Tabletten, Sanhelios® 333 Kapseln
Parental: Helixor®, Iscador®, Lektinol® in versch. Zuber.

AG = Anwendungsgebiete, D = Dosierung, A = Anwendung, H = Hinweise, KI = Kontraindikationen, UW = Unerwünschte Wirkungen, WW = Wechselwirkungen, M = Monographien

Mönchspfefferfrüchte

Agni casti fructus
Vitex agnus-castus L.

AG: Bei Regeltempoanomalien, Menstruationsstörungen infolge Gelbkörperinsuffizienz, PMS, Mastodynie

D: In Fertigarzneimitteln gemäß Packungsbeilage;
Tagesdosis: 30–40 mg Droge in Form wäss.-alkohol. Extrakte;
bei Amenorrhö, Oligomenorrhö: 40–45 Tr.,
1 × tgl. über 6 Wochen;
bei Fertilitätsstörungen, PMS: 40 Tr. 1 × tgl. über 3 Zyklen;
Fluidextrakt: 1–2 g tgl.

A: Bei Spannungs- und Schwellungsgefühl in den Brüsten sowie bei Störungen der Regelblutung sollte zur diagnostischen Abklärung zunächst ein Arzt aufgesucht werden

H: Verwendung als Teezubereitung nicht gebräuchlich; Fertigarzneimittel mit standardisierten Extrakten bevorzugen

KI: Schwangerschaft, Stillzeit

UW: Es können juckende, urtikarielle Exantheme auftreten

WW: Wirkung↓ (Abschwächung) durch Dopaminrezeptor-Antagonisten möglich; auch vice versa

M: Ph. Eur., Komm. E +, ESCOP, HMPC Vorb.

FAM: Agnolyt® Kapseln/Tropfen, Agnucaston® Tabletten u. v. a.

AG = Anwendungsgebiete, D = Dosierung, A = Anwendung, H = Hinweise, KI = Kontraindikationen, UW = Unerwünschte Wirkungen, WW = Wechselwirkungen, M = Monographien

Muskatblüte

Macis
Myristica fragrans Houtt.

AG: Bei Erkrankungen und Beschwerden im Bereich des Magen-Darm-Traktes, wie Durchfall, Magenkrämpfe, Darmkatarrh, Blähungen

D: Pulver: 0,3–1,0 g (1/3 TL),
3 × tgl. mit etwas Wasser einnehmen

A: Anwendung für die oben genannten AG nur unter ärztlicher Aufsicht und gemäß den Vorgaben des Arztes

H: Wirksamkeit nicht belegt; Risiken
Bestandteil von „Lebkuchengewürz"

KI: Schwangerschaft

UW: Allergische Kontaktdermatitiden möglich,
bei Überdosierung Bewusstseinsveränderungen

WW: Nicht bekannt

M: EB 6, Komm. E –

AG = Anwendungsgebiete, D = Dosierung, A = Anwendung, H = Hinweise, KI = Kontraindikationen, UW = Unerwünschte Wirkungen, WW = Wechselwirkungen, M = Monographien

Mutterkorn

Secale cornutum
Claviceps purpurea (Fries) Tulasne

AG: Bei gynäkologischen und geburtshilflichen Fällen, bei Blutungen, klimakterischen Blutungen, Menorrhagien und Metrorrhagien; vor und bei Aborten, nach Ausräumung von Aborten, bei der Ausstoßung der Plazenta, Nachblutungen und zur Verkürzung der Nachgeburtsperiode sowie Uterusatonie

H: Therapeutische Anwendung von Mutterkorn und dessen Zubereitungen nicht mehr vertretbar;
partialsynthetisch abgewandelte Mutterkornalkaloide weisen zum Teil eine wesentlich geringere Toxizität bei gleicher oder höherer und spezifischer Wirksamkeit auf

KI: Periphere Durchblutungsstörungen wie Raynaud-Krankheit, Thrombangiitis obliterans, starke arteriosklerotische Gefäßveränderungen, Leberfunktionsstörungen, schwere Koronarinsuffizienz, Nierenschäden, Schwangerschaft, Stillzeit, Infektionskrankheiten, Sepsis, Hypertonie, schwere Hypotonie

UW: Übelkeit, Erbrechen, Schwächegefühl in den Beinen, Muskelschmerzen, Taubheitsgefühl in den Fingern, pektanginöse Beschwerden, Tachykardie oder Bradykardie, lokalisierte Ödeme und Juckreiz

WW: Keine Angabe aufgrund extrem unterschiedlicher Wirkungsspektren der in der Droge enthaltenen Alkaloide

M: DAB 6, ÖAB, Komm. E –

FAM: Ergo Kranit® Migräne Tabletten; Kombinationspräparat: Cafergot® N Zäpfchen

AG = Anwendungsgebiete, D = Dosierung, A = Anwendung, H = Hinweise, KI = Kontraindikationen, UW = Unerwünschte Wirkungen, WW = Wechselwirkungen, M = Monographien

Mutterkraut

Tanaceti parthenii herba
Tanacetum (Chrysanthemum) parthenium (L.) Sch. Bip.

 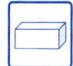

AG: Bei Migräne, Arthritis, Fieber, rheumatischen Erkrankungen

D: Blattpulver: Empfohlene Tagesdosis: 50 mg–1,2 g

A: Akutbeschwerden > 1 Woche oder periodisch wiederkehrend:
Arzt konsultieren

H: Verwendung als Teezuber. nicht gebräuchlich, in Fertigarzneimitteln
mit standardisierten Extrakten

KI: Schwangerschaft und Stillzeit;
Überempfindlichkeit gegenüber Korbblütlern

UW: Mundulzerationen, Abdominalschmerzen, Verdauungsstörungen;
nur bei Überdosierung: Schwindel, Krämpfe, Atemnot, Koma

WW: Nicht bekannt

M: Ph. Eur., ESCOP, WHO, HMPC Vorb., HMPC Vorb.

AG = Anwendungsgebiete, D = Dosierung, A = Anwendung, H = Hinweise, KI = Kontraindikationen, UW = Unerwünschte Wirkungen, WW = Wechselwirkungen, M = Monographien

Myrrhe, Myrrhentinktur

Myrrha, Myrrhae tinctura
Commiphora myrrha (Ness) Engl., syn. *Commiphora molmol* (Engl.) Engl.

AG: Bei leichten Schleimhautentzündungen im Mund- und Rachenbereich, Prothesendruckstellen;
auch in der Pädiatrie bei Mundsoor

D: 2–3 × tgl. Mundschleimhaut mit unverdünnter Tinktur betupfen;
Spülen oder Gurgeln: 5–10 Tr. (Komm. E +) oder 30–60 Tr. (Stand.-Zul.)
Tinktur in ein Glas warmes Wasser geben;
Zahnpulver: 10 % gepulverte Droge zum Zähneputzen

A: Akutbeschwerden > 1 Woche oder periodisch wiederkehrend:
Arzt konsultieren

H: Bei unverdünnter Anwendung kann vorübergehend ein leichtes
Brennen und eine Geschmacksirritation auftreten

KI: Nicht bekannt

UW: Nicht bekannt

WW: Nicht bekannt

M: Ph. Eur. (Myrrhe, Myrrhentinktur), Komm. E +, ESCOP (Myrrhe), WHO
(Myrrha), Stand.-Zul. (Myrrhentinktur)

FAM: Kombinationspräparate: Myrrhinil intest® Dragees, Jacobus® Schwedenbitter

---

AG = Anwendungsgebiete, D = Dosierung, A = Anwendung, H = Hinweise, KI = Kontraindikationen, UW = Unerwünschte Wirkungen, WW = Wechselwirkungen, M = Monographien

Nelkenöl

Caryophylli floris aetheroleum
Syzygium aromaticum (L.) Merr. et L. M.Perry

AG: **Lokal**: Äth. Öl: Gegen entzündliche Veränderungen der Mund- und Rachenschleimhaut; in der Zahnheilkunde zur lokalen Schmerzstillung und als Antiseptikum.
Innerl.: In Kombination mit anderen als Stomachikum, Karminativum

D: **Lokal**:
Zahnheilkunde: Äth. Öl unverdünnt,
Mundwasser: 1–5 % äth. Öl

A: Akutbeschwerden > 1 Woche oder periodisch wiederkehrend: Arzt konsultieren

H: Bestandteil von Lebkuchen-, Glühweingewürz

KI: Nicht bekannt

UW: In konzentrierter Form wirkt Nelkenöl gewebereizend; allergische Reaktionen an Haut und Schleimhaut möglich

WW: Nicht bekannt

M: Ph. Eur., Komm. E + (Gewürznelken mit Öl), WHO (Gewürznelken)

FAM: Kombinationspräparate: Balsamka® Salbe, Carmol® Lebenstropfen N, Salviathymol® N, Tiger Balsam® weiß (unterschiedliche Indikationen)

AG = Anwendungsgebiete, D = Dosierung, A = Anwendung, H = Hinweise, KI = Kontraindikationen, UW = Unerwünschte Wirkungen, WW = Wechselwirkungen, M = Monographien

Notoginsengwurzel

Notoginseng radix

Panax pseudoginseng Wall. var. *notoginseng* (Burk) Hoo et Tseng

AG:	**TCM: Innerl.**: Tonikum zur Stärkung bei Müdigkeits- und Schwächegefühl, nachlassender Leistungs- und Konzentrationsfähigkeit sowie in der Rekonvaleszenz
D:	3 g (1 TL) auf 150 ml, 5–10 min, über 3–4 Wochen 3–4 × tgl. 1 Tasse, bei Daueranwendung: Tagesdosis 1–2 g, Zuber. entspr.
A:	Akutbeschwerden > 1 Woche oder periodisch wiederkehrend: Arzt konsultieren
H:	Dauer der Anw. in der Regel ≤ 3 Monate Eine erneute Anwendung ist möglich
KI:	Nicht bekannt
UW:	Selten und bei hoher Dosierung und/oder langer Anwendung: Schlaflosigkeit, Nervosität, Durchfälle, Blutungen in der Menopause, Hypertonie
WW:	Nicht bekannt
M:	Ph. Eur., Komm. E +

AG = Anwendungsgebiete, D = Dosierung, A = Anwendung, H = Hinweise, KI = Kontraindikationen, UW = Unerwünschte Wirkungen, WW = Wechselwirkungen, M = Monographien

Odermennigkraut

Agrimoniae herba
Agrimonia eupatoria L.

AG: **Innerl**: Bei leichten, unspezifischen und akuten Durchfallerkrankungen.
Lokal: Entzündungen der Mund- und Rachenschleimhaut.
Äußerlich: Umschläge gegen leichte oberflächliche Entz. der Haut

D: **Innerl.**: 1,5 g (1 TL) auf 150 ml, 10–15 min,
2–4 × tgl. 1 Tasse,
Tagesdosis: 3–6 g Droge.
Lokal:. Gurgeln mit warmen Tee,
Bereitung siehe **Innerl**.
Äußerlich: Umschläge mehrmals tgl. frisch herstellen: 10 g Droge mit
100 ml kalt ansetzen, einige min aufkochen

A: Bei Durchfällen > 2 Tage, mit Blutbeimengungen oder Fieber einhergehend: Arzt konsultieren

KI: Nicht anwenden bei Durchfällen von Sgl. oder Klkd.

UW: Nicht bekannt

WW: Nicht bekannt.
Bei innerer Anwendung Resorptionshemmung oder -verzögerung
anderer gleichzeitig eingenommener Medikamente möglich.

M: Ph. Eur., Komm. E +, Stand.-Zul., ESCOP

FAM: Odermenningkrautsalbe Resana®

AG = Anwendungsgebiete, D = Dosierung, A = Anwendung, H = Hinweise, KI = Kontraindikationen, UW = Unerwünschte Wirkungen, WW = Wechselwirkungen, M = Monographien

Natives Olivenöl

Olivae oleum virginale
Olea europaea L.

AG: **Innerl.**: Senkung des LDL-Cholesterol-Spiegels;
diskutiert wird die Anwendung bei Cholangitis, Gallenblasenentzündungen, Blähungen, Ikterus, Magen- und Darm-Ulzera und Nierensteinen.
Äußerlich: Zur Wundpflege bei leichten Verbrennungen, zum Erweichen von Krusten bei Ekzemen und Psoriasis, als Massageöl zur Rheumabehandlung.
Lokal:. Bei Obstipation als Laxans (rektal)

D: **Innerl.**: 15–30 ml 3 × tgl. zu den Mahlzeiten.
Äußerlich: Unverd., auch zur Herst. von Linimenten, Salben, Seifen, Pflastern und Suspensionen.
Lokal: Rektal: 100–500 ml körperwarmes Öl

A: Akutbeschwerden > 1 Woche oder periodisch wiederkehrend:
Arzt konsultieren

H: Wirksamkeit nicht belegt;
üblicherweise Verwendung als Speiseöl

KI: Innerl. Anwendung bei Gallensteinen wegen der Auslösung einer Gallenkolik nicht zu vertreten

UW: Allergische Hautreaktionen

WW: Nicht bekannt

M: Ph. Eur., Komm. E –

AG=Anwendungsgebiete, D=Dosierung, A=Anwendung, H=Hinweise, KI=Kontraindikationen, UW=Unerwünschte Wirkungen, WW=Wechselwirkungen, M=Monographien

Orthosiphonblätter

Orthosiphonis folium
Orthosiphon stamineus Benth. (*O. aristatus* (Blume) Miq., *O. spiccatus* Bak.)

AG:	Zur Durchspülung bei bakteriellen und entzündlichen Erkrankungen der ableitenden Harnwege, Reizblase und Nierengrieß
D:	2 g (1 TL) auf 150 ml, 10–15 min, mehrmals tgl. 1 Tasse, Tagesdosis: 6–12 g Droge
A:	Akutbeschwerden > 1 Woche oder periodisch wiederkehrend: Arzt konsultieren
H:	Auf ausreichende Flüssigkeitszufuhr achten (Mindestmenge 2 L/d)
KI:	Nicht geeignet zur Ausschwemmung von Ödemen infolge eingeschränkter Herz- und Nierentätigkeit
UW:	Nicht bekannt
WW:	Nicht bekannt
M:	Ph. Eur., Komm. E +, Stand.-Zul., ESCOP, HMPC Vorb.
FAM:	Carito® mono Kapseln, Diufluxx®, Ardeynephron® Kapseln, Nephronorm med® Tabletten; Kombinationspräparate: Aqualibra® Tabletten, Biocyst® Kapseln

AG = Anwendungsgebiete, D = Dosierung, A = Anwendung, H = Hinweise, KI = Kontraindikationen, UW = Unerwünschte Wirkungen, WW = Wechselwirkungen, M = Monographien

Pappelblätter (B), Pappelrinde (R)

Populi folium, P. cortex
Populus tremula L. u. a.

AG: Zur Schmerz- und Rheumatherapie und bei Miktionsbeschwerden bei Prostata-Adenom

D: Dosierung abhängig vom jeweiligen Beitrag in den einzelnen Kombinationen; keine für eine Wirksamkeit erforderliche Dosierung belegt

A: Bei Verwendung gegen Prostatabeschwerden nur Milderung der Symptome, aber keine Behebung der Ursache; daher sollte in regelmäßigen Abständen ein Facharzt konsultiert werden

H: Pappelrinde ist ausschließlich in Kombinationspräparaten verfügbar

KI: Überempfindlichkeit gegen Salicylate

UW: In seltenen Fällen Überempfindlichkeitsreaktionen

WW: Nicht bekannt

M: Komm. E 0

FAM: Kombinationspräparat: Phytodolor® Tinktur

AG = Anwendungsgebiete, D = Dosierung, A = Anwendung, H = Hinweise, KI = Kontraindikationen, UW = Unerwünschte Wirkungen, WW = Wechselwirkungen, M = Monographien

Pappelknospen (K)

Populi gemma
Populus tremula L. u. a.

AG: Oberflächliche Hautverletzungen, äußere Hämorrhoiden, Frostbeulen, Sonnenbrand

D: Halbfeste Zubereitungen entsprechend 20–30 % Drogenanteil, Tagesdosis: 5 g Droge

A: Akutbeschwerden > 1 Woche oder periodisch wiederkehrend: Arzt konsultieren

KI: Überempfindlichkeit gegen Salicylate, Propolis und Perubalsam

UW: Gelegentlich allergische Hautreaktionen

WW: Nicht bekannt

M: Komm. E +

AG = Anwendungsgebiete, D = Dosierung, A = Anwendung, H = Hinweise, KI = Kontraindikationen, UW = Unerwünschte Wirkungen, WW = Wechselwirkungen, M = Monographien

Passionsblumenkraut

Passiflorae herba

Passiflora incarnata L.

AG: Bei nervösen Unruhezuständen, Einschlafstörungen, Angstzuständen; nervös bedingten Beschwerden im Magen- und Darmbereich

D: 2 g (1 TL) auf 150 ml, 10 min,
2–4 × tgl. 1 Tasse oder 30 min vor dem Schlafengehen 1–2 Tassen,
Tagesdosis: 4–8 g Droge

A: Akutbeschwerden > 1 Woche oder periodisch wiederkehrend:
Arzt konsultieren

H: Krampflösende Wirkung nur mit alkohol. Auszügen;
Droge selbst wenig gebräuchlich;
häufig Bestandteil konfektionierter Teemischungen bzw. in Fertigarzneimitteln mit standardisierten Extrakten

KI: Nicht bekannt

UW: Nicht bekannt

WW: Nicht bekannt

M: Ph. Eur., Komm. E +, Stand.-Zul., ESCOP, WHO, HMPC trad.

FAM: Hoggar® Balance Tabletten, Pascoflair® 425 Tabletten, Passidon®
Kapseln, Passiflora® Curarina, Valverde® Passiflora forte 425 Dragees:
Kombinationspräparate: Kytta Sedativum® Dragees, Moradorm® S
Tabletten, Vivinox® Day Beruhigungsdragees

AG = Anwendungsgebiete, D = Dosierung, A = Anwendung, H = Hinweise, KI = Kontraindikationen, UW = Unerwünschte Wirkungen, WW = Wechselwirkungen, M = Monographien

Perubalsam

Balsamum peruvianum
Myroxylon balsamum (L.) Harms

AG: Bei infizierten, schlecht heilenden Wunden, Scabies, bei Verbrennungen, Dekubitus, Frostbeulen, Ulcus cruris, Prothesendruckstellen, Hämorrhoiden

D: In Salben 5–20 % Perubalsam,
bei großflächiger Anwendung max. 10 %

A: Akutbeschwerden > 1 Woche oder periodisch wiederkehrend:
Arzt konsultieren

H: Nicht > 1 Woche anwenden

KI: Ausgeprägte allergische Disposition

UW: Allergische Hautreaktionen (nicht selten!), bronchoobstruktive Reaktionen, Lichtdermatosen, phototoxische Reaktionen;
auch bei äußerl. Gebrauch hoher Dosen sind Nierenschäden beobachtet worden (Albuminurie, Pyelitis, Nekrosen der Kanälchenepithelien)

WW: Nicht bekannt

M: Ph. Eur., Komm. E +

FAM: Kombinationspräparat: Peru-Lenicet® Pflegesalbe

AG = Anwendungsgebiete, D = Dosierung, A = Anwendung, H = Hinweise, KI = Kontraindikationen, UW = Unerwünschte Wirkungen, WW = Wechselwirkungen, M = Monographien

Pestwurzel

Petasitidis rhizoma
Petasites hybridus (L.) G. Gaertn., B. Mey et Scherb.

AG: Zur unterstützenden Behandlung akuter krampfartiger Schmerzen im Magen-Darm-Bereich, der ableitenden Harnwege, insbes. bei Steinleiden; Kopfschmerzen (Migräne)

D: 1,2–2 g (2 TL) auf 150 ml, 5–10 min,
3 × tgl. 1 Tasse,
Tagesdosis: Zubereitung entspr. 4,5–7 g pyrrolizidinarmer Droge (≤ 1µg Pyrrolizidinalkaloide mit 1,2 ungesätt. Necingerüst inkl. N-Oxide)

A: Akutbeschwerden > 1 Woche oder periodisch wiederkehrend: Arzt konsultieren

H: Nicht > 4–6 Wochen pro Jahr;
therapeutischer Nutzen ist wegen des Gehaltes an Pyrrolizidinalkaloiden und dem damit verbundenen Risiko hepatotoxischer und kanzerogener Wirkungen umstritten; von Teezuber. ist daher abzuraten,
industrielle Herstellung von pyrrolizidinalkaloidarmen Extrakten möglich

KI: Schwangerschaft und Stillzeit

UW: Leberschädigend, kanzerogene Wirkungen mit genotoxischem Mechanismus möglich

WW: Nicht bekannt

M: Komm. E +

AG = Anwendungsgebiete, D = Dosierung, A = Anwendung, H = Hinweise, KI = Kontraindikationen, UW = Unerwünschte Wirkungen, WW = Wechselwirkungen, M = Monographien

Petersilienkraut, Petersilienwurzel

Petroselini herba, radix

Petroselinum crispum (Mill.) Nyman ex A.W. Hill

AG: Zur Durchspülung bei Erkrankungen der ableitenden Harnwege, Vorbeugung und Behandlung von Nierengrieß

D: 2 g (1 TL) auf 150 ml, 10–15 min,
2–3 × tgl. 1 Tasse,
Tagesdosis: 6 g Droge

A: Akutbeschwerden > 1 Woche oder periodisch wiederkehrend:
Arzt konsultieren

H: Äth. Öl bzw. Extrakt aus Früchten mit hohem Gehalt an äth. Öl sollte wegen der kontrahierenden Wirkung auf die glatte Muskulatur nicht verwendet werden;
bei der Durchspülungstherapie auf ausreichende Flüssigkeitszufuhr achten (Mindestmenge 2 L/d)

KI: Schwangerschaft;
nicht geeignet zur Ausschwemmung von Ödemen infolge eingeschränkter Herz- und Nierentätigkeit

UW: Selten allergische Haut- und Schleimhautreaktionen;
bei hellhäutigen Personen phototoxische Reaktionen möglich

WW: Nicht bekannt

M: EB 6 (Wurzel), Komm. E +

FAM: Kombinationspräparat: Asparagus-P®

AG = Anwendungsgebiete, D = Dosierung, A = Anwendung, H = Hinweise, KI = Kontraindikationen, UW = Unerwünschte Wirkungen, WW = Wechselwirkungen, M = Monographien

Pfefferminzblätter

Menthae piperitae folium

Mentha × piperita L.

AG:	Krampfartige Beschwerden im Magen-Darm-Bereich sowie der Gallen-blase und -wege
D:	1,5 g (2–3 TL) auf 150 ml, ca. 10 min, 3–4 × tgl. 1 Tasse, Tagesdosis: 3–6 g Droge
A:	Akutbeschwerden > 1 Woche oder periodisch wiederkehrend: Arzt konsultieren
H:	Auch bei Dauergebrauch risikofrei; Geschmacksdroge
KI:	Bei Gallensteinleiden nur nach Rücksprache mit dem Arzt anzu-wenden (→ Koliken)
UW:	Nicht bekannt
WW:	Nicht bekannt
M:	Ph. Eur., Komm. E +, Stand.-Zul., ESCOP, WHO, HMPC trad.
FAM:	Kombinationspräparate: Carminativum Hetterich®, Carvomin® Verdauungstropfen, Floradix® Multipretten Kräuterdragees, Gastri-cholan® L Tropfen, Iberogast®

AG = Anwendungsgebiete, D = Dosierung, A = Anwendung, H = Hinweise, KI = Kontraindika-tionen, UW = Unerwünschte Wirkungen, WW = Wechselwirkungen, M = Monographien

Pfefferminzöl

Menthae piperitae aetheroleum
Mentha × piperita L.

AG: **Innerl.**: Krampfartige Beschwerden im oberen Gastro-Intestinaltrakt und der Gallenwege, Colon irritabile, Katarrhe der oberen Luftwege. **Äußerlich**: Muskel-, Nerven- und Kopfschmerzen, bei Schnupfen und Husten. **Lokal**: Bei Mundschleimhautentzündungen

D: **Innerl.**: Mittlere Tagesdosis 6–12 Tr., in magensaftresistenten Umhüllungen: 0,2 ml, 3 × tgl. **Inhal.**: 3–4 Tr. auf heißes Wasser geben. **Äußerlich**: Einige Tr. in die betreffende Hautpartie einreiben, halbfeste und ölige Zuber.: 5–20 %, wässrig-äthanol. Zuber.: 5–10 %, Nasensalben: 1–5 %

A: Akutbeschwerden > 1 Woche oder periodisch wiederkehrend: Arzt konsultieren

H: Bei chronischen Magenbeschwerden ist von einem Dauergebrauch abzuraten; bei Gallensteinleiden nur nach Rücksprache mit dem Arzt

KI: Verschluss der Gallenwege, Gallenblasenentz., schwere Leberschäden; **Äußerlich**: Bei Sgl. und Klkd. nicht im Gesicht, nicht zur Inhal. → Glottiskrampf oder Bronchospasmus bis hin zu asthmaähnlichen Anfällen oder zum Atemstillstand

UW: Bei empfindlichen Personen können Magenbeschwerden auftreten

WW: Nicht bekannt

M: Ph. Eur., Komm. E +, Stand.-Zul., ESCOP, WHO, HMPC wiss./trad.

FAM: Euminz®, Chinaöl®, Medacalm®; Kombinationspräparate: Bronchoforton®, Enteroplant®, Floradix® Multipretten Kräuterdragees, Olbas® Tropfen, Lebenstropfen®, Salviathymol® N, Sogoon® Schmerzcreme, Rheuma und Schmerzsalbe Winthrop®

AG = Anwendungsgebiete, D = Dosierung, A = Anwendung, H = Hinweise, KI = Kontraindikationen, UW = Unerwünschte Wirkungen, WW = Wechselwirkungen, M = Monographien

Podophyllwurzelstock

Podophylli rhizoma
Podophyllum peltatum L.

AG: **Äußerlich:** Condylomata acuminata; das Harz wird nur zur Entfernung von spitzen Kondylomen gebraucht; zur Behandlung von Ekzemen

D: **Innerl.:** Als Laxans obsolet (toxisch).
Äußerlich:
Droge bzw. Flüssigextrakt: 1,5–3,0 g,
Tinktur: 2,5–7,5 g,
Harz (Podophyllin):
Warzen: 5–25 % Lösung oder Suspension;
Ekzeme: 0,1 % in Salben

A: Anwendung nur unter ärztlicher Aufsicht und gemäß den Vorgaben des Arztes

H: Die behandelte Hautoberfläche sollte 25 cm^2 nicht überschreiten

KI: Schwangerschaft, selbst bei äußerl. Anwendung

UW: Auch bei äußerl. Anwendung resorptive Vergiftungssymptome möglich.

WW: Nicht bekannt

M: Komm. E +

AG = Anwendungsgebiete, D = Dosierung, A = Anwendung, H = Hinweise, KI = Kontraindikationen, UW = Unerwünschte Wirkungen, WW = Wechselwirkungen, M = Monographien

Pollen

Pollinae
verschiedene Blütenpflanzen

AG: Als Roborans zur Kräftigung bei Schwächezuständen und Appetitlosigkeit

D: Tagesdosis 30–40 g, Zuber. entspr.;
mikronisierte Pollen (< 10 μm) 3–4 g, Zubereitungen entsprechend

H: Verwendung als Teezubereitung nicht gebräuchlich

KI: Pollenallergie

UW: Selten Magen-Darm-Beschwerden

WW: Nicht bekannt

M: Komm. E +

FAM: Blütenpollen® Kapseln Allpharm

AG = Anwendungsgebiete, D = Dosierung, A = Anwendung, H = Hinweise, KI = Kontraindikationen, UW = Unerwünschte Wirkungen, WW = Wechselwirkungen, M = Monographien

Preiselbeerblätter

Vitis-idaeae folium
Vaccinum vitis-idaea L.

AG: Entzündliche Erkrankungen der ableitenden Harnwege und Katarrhe der Blase und des Nierenbeckens

D: 2 g auf 150 ml,
2–3 × tgl. 1 Tasse

A: Arbutinhaltige Zubereitungen ohne ärztl. Rat nicht > 1 Woche und höchstens 5 × pro Jahr

H: Da die harndesinfizierende Wirkung des in den Harnwegen freigesetzten Hydrochinons bevorzugt in alkalischem Milieu auftritt, sollte der Harn alkalisiert werden (z. B. Einnahme von Natriumhydrogencarbonat)

KI: Schwangerschaft, Stillzeit, Kinder < 12 Jahre

UW: Bei magenempfindlichen Personen und Kindern Übelkeit und Erbrechen, bei lang andauernder Anwendung Leberschäden, besonders bei Kindern, denkbar

WW: Nicht zusammen mit Mitteln, die den Harn ansäuern
→ antibakterielle Wirkung ↓

M: DAC

FAM: Nicht bekannt

AG = Anwendungsgebiete, D = Dosierung, A = Anwendung, H = Hinweise, KI = Kontraindikationen, UW = Unerwünschte Wirkungen, WW = Wechselwirkungen, M = Monographien

Primelwurzel (W), Schlüsselblumenblüten (B)

Primulae radix, Primulae flos cum calyce
Primula veris L., *P. elatior* (L.) Hill

AG: Katarrhe der Luftwege, Expektorans bei Husten und Bronchitis

D: Blüten: Ca. 1 g (1 TL) auf 150 ml, 10 min,
mehrmals tgl. 1 Tasse,
Tagesdosis: 2–4 g Droge;
Wurzel: 0,5 g (1/4 TL) auf 150 ml, 10–15 min,
1–3 × tgl. 1 Tasse,
Tagesdosis: 0,5–1,5 g Droge

A: Akutbeschwerden > 1 Woche oder periodisch wiederkehrend:
Arzt konsultieren

KI: Primelallergie (Primelblüten)

UW: Bei Überdosierung können Übelkeit, Brechreiz, Magenbeschwerden
und Durchfälle auftreten

WW: Nicht bekannt

M: Ph. Eur. (W), DAC (B), Komm. E + (B), Stand.-Zul. (B),
Komm. E + (W), Stand.-Zul. (W), ESCOP (W), HMPC trad., ÖAB (Primelex-
trakt, -fluidextrakt, -tinktur)

FAM: Ipalat®; Kombinationspräparate: Bronchicum®, Bronchipret® TP,
Cardiodoron®, jeweils in diversen Zubereitungen, Phytobronchin®
Saft, Sinuforton®, Sinupret®

AG = Anwendungsgebiete, D = Dosierung, A = Anwendung, H = Hinweise, KI – Kontraindikationen, UW = Unerwünschte Wirkungen, WW = Wechselwirkungen, M = Monographien

Queckenwurzelstock

Graminis rhizoma

Elymus repens (L.) Gould, syn. *Agropyron repens* (L.) P. Beauv.

AG: Zur Erhöhung der Harnmenge bei entzündlichen Erkrankungen der ableitenden Harnwege und zur Vorbeugung von Nierengrieß, als Ergänzung bei der Behandlung von Katarrhen der oberen Luftwege; bei Diabetes als fructosehaltiges Diätetikum

D: 5–10 g (2–3 TL) auf 150 ml auch Kaltansatz, 10 min, bis zu 4 × tgl 1 Tasse

A: Akutbeschwerden > 1 Woche oder periodisch wiederkehrend: Arzt konsultieren

H: Durchspülungstherapie: Auf ausreichende Flüssigkeitszufuhr achten (Mindestmenge 2 L/d)

KI: Nicht geeignet zur Ausschwemmung von Ödemen infolge eingeschränkter Herz- und Nierentätigkeit

UW: Nicht bekannt

WW: Nicht bekannt

M: Ph. Eur., Komm. E +, Stand.-Zul.

FAM: Urophyton® Liquidum Tropfen

AG = Anwendungsgebiete, D = Dosierung, A = Anwendung, H = Hinweise, KI = Kontraindikationen, UW = Unerwünschte Wirkungen, WW = Wechselwirkungen, M = Monographien

Quendelkraut

Serpylli herba
Thymus serpyllum L.

AG: **Innerl.:** Katarrhe der oberen Luftwege, bei Völlegefühl und
Blähungen.
Äußerlich: Bei akuten und chron. Erkrankungen der Atemwege
(Vollbad)

D: **Innerl.:** 1,5–2 g (1–2 TL) auf 150 ml, 10 min,
als Expektorans mehrmals tgl. 1 Tasse,
als Stomachikum 1 Tasse vor bzw. nach dem Essen.
Äußerlich: Bad: 100 g Droge auf 100 L (entspr. 4 g Quendelöl)

A: Akutbeschwerden > 1 Woche oder periodisch wiederkehrend:
Arzt konsultieren

KI: Nicht bekannt;
bei großflächigen Hautschäden keine äußerl. Anwendung;
Vollbäder auch nicht bei fieberhaften und infektiösen Erkrankungen,
Herzinsuffizienz der Stadien III–IV (NYHA), Hypertonie im Stadium IV
(WHO),
nur nach Rücksprache mit dem Arzt

UW: Nicht bekannt

WW: Nicht bekannt

M: Ph. Eur., Komm. E +

FAM: Kombinationspräparat: Hustenelexier® Weleda

AG = Anwendungsgebiete, D = Dosierung, A = Anwendung, H = Hinweise, KI = Kontraindikationen, UW = Unerwünschte Wirkungen, WW = Wechselwirkungen, M = Monographien

Ratanhiawurzel

Ratanhiae radix
Krameria lappacea (Dombey) Burdet et B. B. Simpson, syn. *Krameria triandra* Ruiz et Pav.

AG:	Lokale Behandlung leichter Entzündungen der Mund- und Rachen-schleimhaut
D:	1–1,5 g (1/3 TL) auf 150 ml, als Abkochung, 2–3 × tgl. spülen bzw. gurgeln; Ratanhiatinktur: 5–10 Tr. auf 150 ml unverdünnt als Pinselung
A:	Ohne ärztl. Rat nicht > 2 Wochen anwenden
KI:	Nicht bekannt
UW:	In sehr seltenen Fällen können allergische Schleimhautreaktionen auftreten
WW:	Nicht bekannt
M:	Ph. Eur., Komm. E +, Stand.-Zul.
FAM:	Kombinationspräparat: Ratanhia comp® Weleda

AG = Anwendungsgebiete, D = Dosierung, A = Anwendung, H = Hinweise, KI = Kontraindika-tionen, UW = Unerwünschte Wirkungen, WW = Wechselwirkungen, M = Monographien

Rauwolfiawurzel

Rauwolfiae radix
Rauvolfia serpentina (L.) Benth. ex Kurz

AG: Leichte, essent. Hypertonie (Grenzwerthypertonie), bes. bei erhöhtem Sympatikustonus, bei Angst- und Spannungszuständen und psychomotorischer Unruhe, sofern diätetische Maßnahmen allein nicht ausreichen

D: Mittlere Tagesdosis: entspr. 6 mg als Gesamtalkaloide

A: Anwendung nur unter ärztlicher Aufsicht und gemäß den Vorgaben des Arztes

H: Nur Verwendung der isolierten Reinalkaloide

KI: Depressionen, Ulkus, Phäochromozytom, Schwangerschaft, Stillzeit

UW: Verstopfte Nase, depressive Verstimmung, Müdigkeit, Potenzstörungen,
Beeinträchtigung des Reaktionsvermögens (z. B. Straßenverkehr, insbes. in Zusammenwirkung mit Alkohol)

WW: + Digitalisglykoside → Bradykardie
+ Neuroleptika → Wirkung ↑
+ Barbiturate → Wirkung ↑
+ Alkohol → Wirkung ↑
+ Levodopa → Wirkung ↓, aber UW ↑
+ Sympatikomimetika → initial Blutdruck ↑

M: DAB, Komm. E +, WHO

FAM: Gilurytmal® Ampullen (Ajmalin); Kombinationspräparat: Briserin® (Reserpin, Clopamid)

AG = Anwendungsgebiete, D = Dosierung, A = Anwendung, H = Hinweise, KI = Kontraindikationen, UW = Unerwünschte Wirkungen, WW = Wechselwirkungen, M = Monographien

Rhabarberwurzel

Rhei radix
Rheum palmatum L., *R. officinale* Baill.

AG:	**Innerl.**: Bei Verstopfung. **Äußerlich**: Als Tinktur zu Mundspülungen und Pinselungen bei Infektionen im Mund- und Rachenraum
D:	**Innerl.**: 1–2 g (1/2 TL) auf 150 ml, 10–15 min, morgens und/oder abends vor dem Schlafengehen 1 Tasse; Tagesdosis: 15–30 mg Hydroxyanthracen-Derivate; die individuell richtige Dosierung ist die geringste, die erforderlich ist, um einen weich geformten Stuhl zu erhalten. **Äußerlich**: Als Adstringens 0,1–0,2 g
A:	Ohne ärztlichen Rat nicht > 1–2 Wochen anwenden
H:	Eine zu lange Dauer der Anwendung kann zu einer Verstärkung der Darmträgheit führen, es ist allgemein auf ballaststoffreiche Ernährung, ausreichende Flüssigkeitszufuhr und viel Bewegung zu achten.
KI:	Darmverschluss, akut-entzündliche Erkrankungen des Darms (Morbus Crohn, Colitis ulcerosa, Appendizitis), abdominale Schmerzen unbekannter Ursache; Kinder < 12 J.; Schwangerschaft und Stillzeit
UW:	In Einzelfällen krampfartige Magen-Darm-Beschwerden, bei häufiger und lang dauernder Anwendung oder Überdosierung Elektrolytverluste (Kalium!), Albuminurie, Hämaturie
WW:	Durch Kaliumverluste → Herzglykosidwirkung ↑, Beeinflussung der Wirkung von Antiarrhythmika
M:	Ph. Eur., Komm. E +, Stand.-Zul., ESCOP, WHO, HMPC wiss., ÖAB (Rhabarberextrakt)
FAM:	Kombinationspräparat: Pyralvex® Lösung

AG = Anwendungsgebiete, D = Dosierung, A = Anwendung, H = Hinweise, KI = Kontraindikationen, UW = Unerwünschte Wirkungen, WW = Wechselwirkungen, M = Monographien

Ringelblumenblüten

Calendulae flos
Calendula officinalis L.

AG:	**Innerl.**: Bei Magenleiden sowie bei Magen- und Darmulzera, Gastritis und Spasmen des Gastrointestinaltraktes. **Lokal:** Bei entzündlichen Veränderungen der Mund- und Rachenschleimhaut. **Äußerlich:** Entz. der Haut, Wunden, auch mit schlechter Heilungstendenz, Ulcus cruris
D:	**Innerl.**: 1–4 g (3–12 TL) auf 150 ml, 10 min, bis zu 3 × tgl. 1 Tasse. **Lokal:** 2 g (6 TL) auf 150 ml, 10 min, mehrmals tgl. spülen oder gurgeln. **Äußerlich:** Für Umschläge: Dosierung wie bei **lokal**; in Salben: 2–5 g Droge in 100 g Salbe
A:	Akutbeschwerden > 1 Woche oder periodisch wiederkehrend: Arzt konsultieren
H:	Verwendung auch als Schmuckdroge; **Vorsicht bei der Anwendung selbst hergestellter Salbe mit Schweineschmalz- und Hammeltalg-Grundlagen** (Haltbarkeit↓)
KI:	Bekannte Überempfindlichkeit gegenüber Korbblütlern
UW:	Sensibilisierung möglich (Korbblütler)
WW:	Nicht bekannt
M:	Ph. Eur., Komm. E +, Stand.-Zul., ESCOP, WHO, HMPC trad.
FAM:	Calendula 10 % Gel Weleda, Calendumed® Salbe N/Creme/Gel; Kombinationspräparat: Befelka® Öl

AG = Anwendungsgebiete, D = Dosierung, A = Anwendung, H = Hinweise, KI = Kontraindikationen, UW = Unerwünschte Wirkungen, WW = Wechselwirkungen, M = Monographien

Natives Rizinusöl

Ricini oleum virginale
Ricinus communis L.

AG: Verstopfung

D: 10–30 ml als einmalige Dosis

A: Ohne ärztlichen Rat nicht > 1–2 Wochen anwenden

H: Wirkungseintritt nach 2–4 h;
eine zu lange Dauer der Anwendung kann zu einer Verstärkung der Darmträgheit führen, es ist allgemein auf ballaststoffreiche Ernährung, ausreichende Flüssigkeitszufuhr und viel Bewegung zu achten.

KI: Darmverschluss, akut-entzündliche Erkrankungen des Darmes (Morbus Crohn, Colitis ulcerosa, Appendizitis), abdominale Schmerzen unbekannter Ursache;
Kinder < 12 J.; Schwangerschaft und Stillzeit

UW: In seltenen Fällen allergisch bedingte Hautausschläge;
bei Überdosierung Magenreizungen mit Übelkeit, Erbrechen, Koliken und heftigen Durchfällen; bei Langzeitanwendung Verluste an Elektrolyten, bes. Kalium-Ionen

WW: Durch Kaliumverluste → Wirkung Herzglykoside ↑
+ Antihistaminika → Rizinusölwirkung ↓
Absorption fettlöslicher Vitamine ↓

M: Ph. Eur.

FAM: Asco Abführkapseln SN, Daileys® Abführkapseln, Laxopol® 1,0 Kapseln

AG = Anwendungsgebiete, D = Dosierung, A = Anwendung, H = Hinweise, KI = Kontraindikationen, UW = Unerwünschte Wirkungen, WW = Wechselwirkungen, M = Monographien

Rosmarinblätter

Rosmarini folium
Rosmarinus officinalis L.

AG: **Innerl.**: Bei dyspeptischen Beschwerden.
Äußerlich: Zur unterstützenden Therapie von rheumatischen Erkrankungen, hypotonen Kreislaufbeschwerden

D: **Innerl.**: 2 g (1 TL) auf 150 ml, 15 min,
3–4 × tgl. 1 Tasse.
Äußerlich: Vollbad: 50 g auf 100 L

A: Akutbeschwerden > 1 Woche oder periodisch wiederkehrend:
Arzt konsultieren

H: Verwendung als Gewürz in der Gewürzindustrie

KI: Schwangerschaft

UW: Gelegentlich Kontaktallergien

WW: Nicht bekannt

M: Ph. Eur., Komm. E +, Stand.-Zul., ESCOP, HMPC Vorb.

FAM: Kombinationspräparate: Canephron® N Drg., Herz-Kreislauf Kapseln spezial

AG = Anwendungsgebiete, D = Dosierung, A = Anwendung, H = Hinweise, KI = Kontraindikationen, UW = Unerwünschte Wirkungen, WW = Wechselwirkungen, M = Monographien

Rosmarinöl

Rosmarini aetheroleum
Rosmarinus officinalis L.

AG:	**Innerl.:** Bei dyspeptischen Beschwerden. **Äußerlich:** Zur unterstützenden Therapie von rheumatischen Erkrankungen, hypotonen Kreislaufbeschwerden
D:	**Innerl.:** Tagesdosis 10–20 Tr. **Äußerlich:** 6–10 % in halbfesten und flüssigen Zuber.
A:	Akutbeschwerden > 1 Woche oder periodisch wiederkehrend: Arzt konsultieren
KI:	Schwangerschaft
UW:	Nur bei Applikation größerer Mengen: Gastroenteritis, Nephritis
WW:	Nicht bekannt
M:	Ph. Eur., HMPC Vorb.
FAM:	Rosapinol® Salbe; Kombinationspräparate: Allgäuer Latschenkiefer® Rheumasalbe P, Fluopin® Schmerzcreme, Cor-Vel® Truw Herzsalbe, Rheuma & Schmerzsalbe Winthrop®, Sogoon® Schmerzcreme

AG = Anwendungsgebiete, D = Dosierung, A = Anwendung, H = Hinweise, KI = Kontraindikationen, UW = Unerwünschte Wirkungen, WW = Wechselwirkungen, M = Monographien

Rosskastaniensamen

Hippocastani semen
Aesculus hippocastanum L.

AG: **Innerl.**: Bei Erkrankungen der Beinvenen (chronische Veneninsuffizienz CVI) mit Schmerzen und Schweregefühl in den Beinen, nächtlichen Wadenkrämpfen, Juckreiz und Beinschwellung.
Äußerlich: Bei traumatischen Schwellungen wie Sportverletzungen und Blutergüssen; Hämorrhoiden, chronische Veneninsuffizienz (CVI)

D: **Innerl.**: Tagesdosis 100 mg Aescin (alternativ 1 mg/kg KG)
entspr. 2 × tgl. 250–312,5 mg Extrakt in Retard-Formulierung
Äußerlich: In Salben unterschiedlicher Konzentrationen 1–2 × tgl. auftragen

A: Akutbeschwerden > 1 Woche oder periodisch wiederkehrend:
Arzt konsultieren

H: Siehe auch Aescin.

Weitere vom Arzt verordnete Maßnahmen wie Wickeln der Beine, Tragen von Stützstrümpfen oder kalte Wassergüsse sollten unbedingt eingehalten werden; Verwendung als Teezubereitung nicht gebräuchlich, in Fertigarzneimitteln mit standardisierten Extrakten

KI: Nicht bekannt

UW: In Einzelfällen nach der Einnahme Juckreiz, Übelkeit, Magenbeschwerden

WW: Nicht bekannt

M: DAB, Komm. E +, ESCOP, WHO, HMPC wiss./trad.

FAM: **Innerlich**: Aescorin® forte Kapseln, Noricaven®retard Tabletten, Venen-Tabletten Stada® retard, Venoplant® retard S Tabletten, Venostasin retard (Extr.), Aescuven® forte Tabletten
Äußerl.: Venostasin® Creme; Kombinationspräparat: Reparil® (Aescin)

AG = Anwendungsgebiete, D = Dosierung, A = Anwendung, H = Hinweise, KI = Kontraindikationen, UW = Unerwünschte Wirkungen, WW = Wechselwirkungen, M = Monographien

Ruhrkrautblüten, Katzenpfötchenblüten

Helichrysi flos

Helichrysum arenarium (L.) Moench

AG:	Bei dyspeptischen Beschwerden; als Adjuvans bei chronischen Cholezystitiden und krampfartigen Gallenblasenbeschwerden
D:	Ca. 1 g (1 TL) auf 150 ml, 5–10 min, 3–4 × tgl. 1 Tasse, mittlere Tagesdosis: 3 g Droge
A:	Akutbeschwerden > 1 Woche oder periodisch wiederkehrend: Arzt konsultieren
H:	Verwendung auch als Schmuckdroge
KI:	Wegen der galletreibenden Wirkung darf die Droge bei Verschluss der Gallenwege nicht angewendet werden; bei bestehenden Gallensteinleiden nur nach Rücksprache mit dem Arzt; Überempfindlichkeit gegenüber Korbblütlern
UW:	Nicht bekannt
WW:	Nicht bekannt
M:	DAC, Ph. Helv., Komm. E +, Stand.-Zul.

AG = Anwendungsgebiete, D = Dosierung, A = Anwendung, H = Hinweise, KI = Kontraindikationen, UW = Unerwünschte Wirkungen, WW = Wechselwirkungen, M = Monographien

Safran

Croci stigma
Crocus sativus L.

AG: Als Nervenberuhigungsmittel bei Krämpfen und Asthma, Geruchs- und Geschmackskorrigens

D: Max. Tagesdosis 1,5 g (3 TL)

A: Akutbeschwerden > 1 Woche oder periodisch wiederkehrend: Arzt konsultieren

H: Wirksamkeit nicht belegt; Risiken bei Tagesdosis > 1,5 g; Küchengewürz

KI: Schwangerschaft

UW: In größeren Mengen (> 5 g) hochtoxisch, Erbrechen, Uterusblutungen, Durchfälle, Gelbfärbung von Haut und Schleimhaut (Ikterusvortäuschung)

WW: Nicht bekannt

M: DAC, ÖAB, Komm. E –, WHO

AG = Anwendungsgebiete, D = Dosierung, A = Anwendung, H = Hinweise, KI = Kontraindikationen, UW = Unerwünschte Wirkungen, WW = Wechselwirkungen, M = Monographien

Sägepalmenfrüchte

Sabalis serrulatae fructus
Serenoa repens (W. Bartram) Small

AG: Bei Miktionsbeschwerden, Reizblase und bei Prostata-Adenom (Stadium I–II)

D: Tagesdosis: 1–2 g einnehmen oder
320 mg lipophiler Drogenauszug in 1–2 Einzelgaben

A: Diese Droge mildert nur die Symptome, behebt aber nicht die Ursache; daher sollte in regelmäßigen Abständen ein Facharzt konsultiert werden.

H: Verwendung von Fertigarzneimitteln mit standardisiertem Drogenextrakt

KI: Nicht bekannt

UW: In seltenen Fällen Magenbeschwerden

WW: Nicht bekannt

M: Ph. Eur., Komm. E +, WHO

FAM: Prostagutt® mono/uno Kapseln, Remiproston® uno, Sabal Stada uno Kapseln 320, Serenoa ® ratiopharm Kapseln, Talso® uno;
Kombinationspräparate: Granufink prosta Kapseln, Prostagutt forte Kapseln, Tetesept® Prosta Sabal Kürbis Kapseln

AG = Anwendungsgebiete, D = Dosierung, A = Anwendung, H = Hinweise, KI = Kontraindikationen, UW = Unerwünschte Wirkungen, WW = Wechselwirkungen, M = Monographien

Salbeiblätter

Salviae folium
Salvia officinalis L.

AG: **Innerl.**: Bei dyspeptischen Beschwerden und vermehrter Schweiß-
sekretion verschiedener Genese.
Lokal.: Bei Entz. der Mund- und Rachenschleimhaut wie Zahnfleisch-
entz. und Prothesendruckstellen

D: **Innerl.**: 1,5 g (1 TL) auf 150 ml, 10–15 min,
2–4 × tgl. 1 Tasse,
Tagesdosis: 4–6 g Droge bzw. 0,1–0,3 g Öl.
Lokal: Aufguss zum Gurgeln/Mundspülen
2,5 g Droge bzw. 2–3 Tr. äth. Öl auf 100 ml,
oder 5 g alkohol. Auszug auf 150 ml,
mehrmals tgl.;
Pinselung: Unverdünnter alkohol. Auszug

A: Akutbeschwerden > 1 Woche oder periodisch wiederkehrend:
Arzt konsultieren

H: Epileptiforme Krämpfe bei lang dauernder Einnahme von alkohol.
Extrakten und des reinen äth. Öls

KI: Während der Schwangerschaft sollten alkohol. Extrakte und das reine
äth. Öl nicht eingenommen werden

UW: Nicht bekannt

WW: Nicht bekannt

M: Ph. Eur., Komm. E +, Stand.-Zul., ESCOP, HMPC trad.

FAM: **Innerl.**: Sweatosan®, Salvysat® Bürger; Kombinationspräparate: Salvia-
thymol® Tropfen
Lokal: Aperisan® Gel, Presselin® Dyspeptikum Tropfen

AG = Anwendungsgebiete, D = Dosierung, A = Anwendung, H = Hinweise, KI = Kontraindikationen, UW = Unerwünschte Wirkungen, WW = Wechselwirkungen, M = Monographien

Dreilappiger Salbei

Salviae trilobae folium
Salvia fruticosa Mill. (*Salvia triloba* L. fil.)

AG: Bei Entzündungen der Mund- und Rachenschleimhaut wie Zahn-
fleischentzündungen und Prothesendruckstellen

D: 3 g (3–4 TL) auf 150 ml, 10 min,
mehrmals tgl. gurgeln oder spülen

A: Akutbeschwerden > 1 Woche oder periodisch wiederkehrend:
Arzt konsultieren

KI: Nicht bekannt

UW: Nicht bekannt

WW: Nicht bekannt

M: Ph. Eur.

AG = Anwendungsgebiete, D = Dosierung, A = Anwendung, H = Hinweise, KI = Kontraindikationen, UW = Unerwünschte Wirkungen, WW = Wechselwirkungen, M = Monographien

Salmiakpastillen

Ammonii chlorati pastillae
Salmi nordgermanici Gehr. Koch Tsch.

AG: Leichte Gastrointestinal-Verstimmungen und Katarrhe der oberen Luftwege, Mangelzustände, hervorgerufen durch unzureichende Zufuhr von Naschwaren (orale kompensative Substitution)

D: 1–20 g (1–3 TL) in eine Hand, mehrmals tgl. zum Munde führen und nach Belieben verzehren

A: Bei Auftreten von Symptomen einer Sucht: Apotheken, insbes. in Norddeutschland, meiden

H: Kombinationen mit anderen Lakritzwaren können sinnvoll sein; Verwendung von Verfälschungen wie „Hexenheuler", „Lakritzkreide", „Seemannsgarn" u. a. ist ungefährlich und führt zum gleichen Ergebnis;
**Risiken bei Überdosierung infolge von Glycyrrhizin-Überdosierung bei Diabetes, Hypertonie, Herz-Kreislauf-Erkrankungen, Schwangerschaft und Übergewicht
→ Pseudoaldosteronismus**

KI: Abhängigkeit von Naschwaren, Diabetes → zuckerfreie Varianten verwenden

UW: Schwarzfärbungen im Mund- und Rachenraum, Überdosierung verursacht Magenbeschwerden und Zahnschädigung; Dauergebrauch kann zu erhöhtem Bekanntheitsgrad in Apotheken führen

WW: Gleichzeitige Einnahme von Pasta Theobromae
→ Geschmack

M: Stand.-Rezeptur, Bestandteile Succus liquiritiae crudus, Ammonium chloratum, beides DAB 1

AG = Anwendungsgebiete, D = Dosierung, A = Anwendung, H = Hinweise, KI = Kontraindikationen, UW = Unerwünschte Wirkungen, WW = Wechselwirkungen, M = Monographien

Weißes Sandelholz

Santali albi lignum
Santalum album L.

AG: Zur unterstützenden Therapie bei Infekten der ableitenden Harnwege

D: Tagesdosis 10–20 g Droge
bzw. 1,0–1, 5 g äth. Öl

A: Ohne Rücksprache mit dem Arzt nicht > 6 Wochen anwenden

H: Isoliertes Sandelholzöl sollte in magensaftresistenter Umhüllung
verabreicht werden

KI: Erkrankungen des Nierenparenchyms

UW: Hautjucken, Übelkeit, Magen-, Darmbeschwerden und Hämaturie

WW: Nicht bekannt

M: EB 6, Komm. E +

AG = Anwendungsgebiete, D = Dosierung, A = Anwendung, H = Hinweise, KI = Kontraindikationen, UW = Unerwünschte Wirkungen, WW = Wechselwirkungen, M = Monographien

Sanikelkraut

Saniculae herba
Sanicula europaea L.

AG:	Leichte Kartharre der Luftwege
D:	Tagesdosis 4–6 g Droge
	Zuber. entspr.
A:	Akutbeschwerden > 1 Woche oder periodisch wiederkehrend:
	Arzt konsultieren
KI:	Nicht bekannt
UW:	Nicht bekannt
WW:	Nicht bekannt
M:	Komm. E +
FAM:	Nicht bekannt

AG = Anwendungsgebiete, D = Dosierung, A = Anwendung, H = Hinweise, KI = Kontraindikationen, UW = Unerwünschte Wirkungen, WW = Wechselwirkungen, M = Monographien

Schachtelhalmkraut

Equiseti herba

Equisetum arvense L.

AG:	**Innerl.:** Zur Durchspülung bei bakteriellen und entzündlichen Erkrankungen der ableitenden Harnwege, bei Nierengrieß und bei posttraumatischen und statischen Ödemen. **Äußerlich:** Zur unterstützenden Behandlung bei schlecht heilenden Wunden
D:	**Innerl.:** 2–3 g (2–3 TL) auf 150 ml, 10–15 min, 3 × tgl. 1 Tasse, Tagesdosis: 6 g Droge. **Äußerlich:** Umschläge: 10 g auf 1 L.
A:	Akutbeschwerden > 1 Woche oder periodisch wiederkehrend: Arzt konsultieren
H:	Auf ausreichende Flüssigkeitszufuhr achten (Mindestmenge 2 L/d)
KI:	Nicht geeignet zur Ausschwemmung von Ödemen infolge eingeschränkter Herz- und Nierentätigkeit
UW:	Nicht bekannt
WW:	Nicht bekannt
M:	Ph. Eur., Komm. E +, Stand.- Zul., HMPC trad.
FAM:	**Innerl.:** Nieren® E 185 mg Kapseln, Produiret Kapseln; **Äußerl.:** Equisetum arvense 10 % Salbe Weleda; Kombinationspräparat: Solidagoren®

AG = Anwendungsgebiete, D = Dosierung, A = Anwendung, H = Hinweise, KI = Kontraindikationen, UW = Unerwünschte Wirkungen, WW = Wechselwirkungen, M = Monographien

Schafgarbenkraut

Millefolii herba

Achillea millefolium L.

AG: **Innerl.:** Als Amarum aromaticum bei Appetitlosigkeit, zur Förderung der Gallensekretion und bei dyspeptischen Beschwerden (Entzündungen, Durchfälle, Blähungen, Krämpfe).
Äußerlich: Als Sitzbad bei funktionellen Unterbauchbeschwerden der Frau, bei entzündlichen Hauterkrankungen

D: **Innerl.:** 2–4 g (1–2 TL) auf 150 ml, 10 min,
3–4 × tgl. zwischen den Mahlzeiten.
Äußerlich: 100 g auf 100 L, 20 min

A: Akutbeschwerden > 1 Woche oder periodisch wiederkehrend:
Arzt konsultieren

KI: Überempfindlichkeit gegen Schafgarbe und andere Korbblütler;
bei großflächigen Hautschäden keine äußerl. Anwendung;
Vollbäder auch nicht bei fieberhaften und infektiösen Erkrankungen,
Herzinsuffizienz der Stadien III–IV (NYHA), Hypertonie im Stadium IV
(WHO), nur nach Rücksprache mit dem Arzt

UW: In seltenen Fällen Überempfindlichkeitsreaktionen

WW: Nicht bekannt

M: Ph. Eur., Komm. E +, Stand.-Zul., Ph. Helv. (Blüten)

FAM: Schafgarbe® Tropfen; äußerlich: Schafgarbensalbe Resana®;
Kombinationspräparate: Floradix® Multipretten, Imupret® Tropfen
und Dragees

AG = Anwendungsgebiete, D = Dosierung, A = Anwendung, H = Hinweise, KI = Kontraindikationen, UW = Unerwünschte Wirkungen, WW = Wechselwirkungen, M = Monographien

Schlangenwiesenknöterichwurzelstock

Bistortae rhizoma

Bistorrta officinalis Delabre ssp. *officinalis,* syn. *Persicaria bistorta* (L.) Samp.
und *Polygonum bistorta* L.

AG:	**Innerl.**: Bei Durchfall, inneren Blutungen (Volksmedizin).
	Äußerl.: Bei Mund- und Rachenrauminfektionen zum Gurgeln, bei Wunden als Spülung oder Salbe
D:	**Innerl.**: Plv.: 0,25 g in Gelat. Kps, alle 3 h 1 × 2–4 Kps.,
	Abkochung: je 1–2 g, 3 × tgl einnehmen,
	Aufguß: 200 ml alle 3 h,
	Fluidextr.: 1–2 ml 3 × tgl.,
	Tinktur: 1–3 ml 3 × tgl.,
	Äußerlich: Umschläge, alle 2 h erneuern
A:	Akutbeschwerden > 1 Woche oder periodisch wiederkehrend: Arzt konsultieren
KI:	Nicht bekannt
UW:	Nicht bekannt
WW:	Nicht bekannt
M:	Ph. Eur.
FAM:	Nicht bekannt

AG = Anwendungsgebiete, D = Dosierung, A = Anwendung, H = Hinweise, KI = Kontraindikationen, UW = Unerwünschte Wirkungen, WW = Wechselwirkungen, M = Monographien

Schlehdornblüten

Pruni spinosae flos
Prunus spinosa L.

AG: Bei Erkältungskrankheiten, Beschwerden im Bereich der Atemwege, zur Unterstützung bei Nieren- und Blasenbeschwerden, zur Vorbeugung und Behandlung von Magenkrämpfen, Blähungen, Darmerkrankungen, bei Magenschwäche

D: 1–2 g (1 TL) auf 150 ml, 5–10 min,
1–2 × tgl. 1 Tasse oder 2 Tassen abends

A: Akutbeschwerden > 1 Woche oder periodisch wiederkehrend:
Arzt konsultieren

H: Wirksamkeit nicht belegt;
keine Risiken,
keine Bedenken bei Verwendung als Schmuckdroge

KI: Nicht bekannt

UW: Nicht bekannt

WW: Nicht bekannt

M: DAC, Komm. E 0

AG = Anwendungsgebiete, D = Dosierung, A = Anwendung, H = Hinweise, KI = Kontraindikationen, UW = Unerwünschte Wirkungen, WW = Wechselwirkungen, M = Monographien

Schlehenfrüchte

Pruni spinosae fructus
Prunus spinosa L.

AG:	Entzündungen der Mund- und Rachenschleimhaut (Gurgelmittel)
D:	Teeaufgüsse für Mundspülungen: 2 g (1 TL) auf 150 ml, 10–15 min, 2 × tgl. spülen oder gurgeln, Tagesdosis: 2–4 g Droge
A:	Akutbeschwerden > 1 Woche oder periodisch wiederkehrend: Arzt konsultieren
KI:	Nicht bekannt
UW:	Nicht bekannt
WW:	Nicht bekannt
M:	Komm. E +

AG = Anwendungsgebiete, D = Dosierung, A = Anwendung, H = Hinweise, KI = Kontraindikationen, UW = Unerwünschte Wirkungen, WW = Wechselwirkungen, M = Monographien

Schöllkraut

Chelidonii herba
Chelidonium majus L.

AG: Bei krampfartigen Beschwerden im Bereich der Gallenwege und des Gastrointestinaltraktes

D: Teezubereitung nicht gebräuchlich; → FAM, siehe **H**, Tagesdosis: 2–5 g Droge bzw. 12–30 mg Gesamtalkaloide gemäß Kommission E 15.5.1985

A: Akutbeschwerden > 1 Woche oder periodisch wiederkehrend: Arzt konsultieren

H: Gesamtalkaloide als Fertigarzneimittel
BfArM 1.7.2008: Schöllkraut-haltige FAM müssen folgende Dosierungsanleitung enthalten: 2,5 µg–2,5 mg Gesamtalkaloide

KI: Schwangerschaft

UW: Nicht bekannt

WW: Nicht bekannt

M: Ph. Eur., Komm. E +

FAM: Kombinationspräparate: Chol Kugeletten® Neu Abführhilfe Tabletten, Cholhepan® N Dragees, Iberogast®

AG=Anwendungsgebiete, D=Dosierung, A=Anwendung, H=Hinweise, KI=Kontraindikationen, UW=Unerwünschte Wirkungen, WW=Wechselwirkungen, M=Monographien

Schwarznesselkraut

Ballotae nigrae herba
Ballota nigra L.

AG: Volksmedizinisch: **Innerl.**: Als Sedativum, bei krampfartigen Magen-
beschwerden, bei Keuchhusten, zur Steigerung des Gallenflusses, bei
Wurmbefall als Klistier oder Supp. (Volksmedizin).
Äußerlich: Bei Gicht

D: Einzeldosis 2–4 (3–5 TL) g auf 150 ml (Infus BHP 83),
5–10 min, 3 x tgl. 1 Tasse,
Fluidextrakt: 1–3 ml, 3 x tgl.,
Tinktur: 1–2 ml (BHP 83), 3 x tgl.

A: Akutbeschwerden > 1 Woche oder periodisch wiederkehrend:
Arzt konsultieren

H: Wirksamkeit für die beanspruchten Kriterien bisher nicht ausreichend belegt

KI: Nicht bekannt

UW: Nicht bekannt

WW: Nicht bekannt

M: Ph. Eur.

FAM: Nicht bekannt

AG = Anwendungsgebiete, D = Dosierung, A = Anwendung, H = Hinweise, KI = Kontraindikationen, UW = Unerwünschte Wirkungen, WW = Wechselwirkungen, M = Monographien

Seifenwurzel

Saponariae radix
Saponaria officinalis L.

AG: Bei katarrhalischen Infekten der oberen Luftwege, Husten, Bronchitis

D: Tagesdosis: 30–150 mg Droge, entspr. 3–15 mg Gypsophila-Saponin,
Tee: 0,4 g / Dekoktansatz (1 TL = 2,6 g),
Dekokt: 10 g/180 g Droge + 1,0 g Na-Carbonat + Sir. Simplex ad 200 g,
alle 2 h 1 EL

A: Akutbeschwerden > 1 Woche oder periodisch wiederkehrend:
Arzt konsultieren

H: Bei Anwendung hoher Dosierungen sind Haut- und Schleimhautreizungen möglich.

KI: Nicht bekannt

UW: In seltenen Fällen Magenreizungen

WW: Nicht bekannt

M: DAC, Komm. E +

FAM: Kombinationspräparat: Cefabronchin® N Tropfen

AG = Anwendungsgebiete, D = Dosierung, A = Anwendung, H = Hinweise, KI = Kontraindikationen, UW = Unerwünschte Wirkungen, WW = Wechselwirkungen, M = Monographien

Senegawurzel

Polygalae radix
Polygala senega L.

AG: Bei Katarrhen der oberen Atemwege, als Expektorans bei Bronchitis mit zähem oder geringem Auswurf

D: 0,5 g (1 TL entspr. 3–4 g) auf 150 ml, Kaltansatz, zum Sieden erhitzen, 10 min,
2–3 × tgl. 1 Tasse,
in schweren Fällen alle 2 Stunden
(Vorsicht: UW ↑),
Tagesdosis: 1,5–3 g Droge

A: Akutbeschwerden > 1 Woche oder periodisch wiederkehrend: Arzt konsultieren

KI: Schwangerschaft

UW: Bei längerer Anwendung Magen-Darm-Reizungen;
bei Überdosierung: Magenbeschwerden, Durchfall, Übelkeit

WW: Nicht bekannt

M: Ph. Eur., Komm. E +, ESCOP, WHO

AG = Anwendungsgebiete, D = Dosierung, A = Anwendung, H = Hinweise, KI = Kontraindikationen, UW = Unerwünschte Wirkungen, WW = Wechselwirkungen, M = Monographien

Sennesblätter

Sennae folium

Senna alexandrina Mill., syn. *Cassia senna* L. und *C. angustifolia* Vahl

AG: Obstipation

D: 0,5–2 g (1/2–11/2 TL) auf 150 ml, 10–15 min,
morgens und/oder abends 1 Tasse,
Tagesdosis: 20–30 mg Hydroxyanthracen-Derivate;
die individuell richtige Dosierung ist die geringste, die erforderlich
ist, um einen weich geformten Stuhl zu erhalten

A: Dauer der Anwendung: Auf kurze Zeiträume (maximal 1–2 Wochen)
begrenzen, Arzt konsultieren

H: Wirkungseintritt nach 10–12 h;
eine zu lange Dauer der Anwendung kann zu einer Verstärkung der
Darmträgheit führen, es ist allgemein auf ballaststoffreiche Ernährung, ausreichende Flüssigkeitszufuhr und viel Bewegung zu achten.

KI: Darmverschluss, akut-entzündliche Erkrankungen des Darms
(Morbus Crohn, Colitis ulcerosa, Appendizitis), abdominale
Schmerzen unbekannter Ursache;
Kinder < 12 Jahre; Schwangerschaft und Stillzeit

UW: In Einzelfällen krampfartige Magen-Darm-Beschwerden, bei häufiger
und lang dauernder Anwendung oder Überdosierung: Elektrolytverluste (Kalium!), Albuminurie, Hämaturie

WW: Durch Kaliumverluste → Herzglykosidwirkung ↑,
Beeinflussung der Wirkung von Antiarrhythmika

M: Ph. Eur., Komm. E +, Stand.-Zul., ESCOP, WHO, HMPC wiss.

FAM: Dragees 19® Senna; Kombinationspräparate: Neda® Früchtewürfel
(Blätter und Früchte), Heumann Abführtee Solubilax®

AG = Anwendungsgebiete, D = Dosierung, A = Anwendung, H = Hinweise, KI = Kontraindikationen, UW = Unerwünschte Wirkungen, WW = Wechselwirkungen, M = Monographien

Sennesfrüchte

(Alexandriner-, Tinnevelly-)
Sennae fructus (-acutifoliae, -angustifoliae)
Senna alexandrina Mill., syn. *Cassia senna* L. und *C. angustifolia* Vahl

AG:	Obstipation
D:	1 g Alexandriner (1 TL) bzw. 1–2 g Tinevelly (1–2 TL) auf 150 ml, 10 min, morgens und/oder abends 1 Tasse, Tagesdosis: 20–30 mg Hydroxyanthracen-Derivate; die individuell richtige Dosierung ist die geringste, die erforderlich ist, um einen weich geformten Stuhl zu erhalten.
A:	Dauer der Anwendung: Auf kurze Zeiträume (maximal 1–2 Wochen) begrenzen, Arzt konsultieren
H:	Eine zu lange Dauer der Anwendung kann zu einer Verstärkung der Darmträgheit führen, es ist allgemein auf ballaststoffreiche Ernährung, ausreichende Flüssigkeitszufuhr und viel Bewegung zu achten; Wirkungseintritt nach 8–12 h
KI:	1. Schwangerschaftsdrittel: Nur bei Versagen von Quellstoffpräparaten und Ernährungsumstellung; Darmverschluss, akut-entzündliche Erkrankungen des Darmes (Morbus Crohn, Colitis ulcerosa, Appendizitis), abdominale Schmerzen unbekannter Ursache; Kinder < 12 Jahre
UW:	In Einzelfällen krampfartige Magen-Darm-Beschwerden, bei häufiger und lang dauernder Anwendung oder Überdosierung: Elektrolytverluste (Kalium!), Albuminurie, Hämaturie
WW:	Durch Kaliumverluste → Herzglykosidwirkung ↑ Beeinflussung der Wirkung von Antiarrhythmika
M:	Ph. Eur., Komm. E +, Stand.-Zul., ESCOP, WHO, HMPC wiss.
FAM:	Bekunis® Instant Tee, Ramend® Abführtabletten, Midro® Abführtabletten; Kombinationspräparate: Neda® Früchtewurzel (Blätter und Früchte), Agiolax® Granulat

AG = Anwendungsgebiete, D = Dosierung, A = Anwendung, H = Hinweise, KI = Kontraindikationen, UW = Unerwünschte Wirkungen, WW = Wechselwirkungen, M = Monographien

Entöltes Sojalecithin

Sojae lecithinum desoleatum
Glycine max (L.) Merr., syn. *G. soja* Sieb. et Zucc.

AG:	Bei leichten Fettstoffwechselstörungen (spez. Hypercholesterinä-mien), sofern diätetische Maßnahmen allein nicht ausreichen
D:	Tagesdosis: Gesamtphospholipide in ihrem natürlichen Mischungs-verhältnis entspr. 3,5 g (3-sn-Phosphatidyl-) cholin
A:	Akutbeschwerden > 1 Woche oder periodisch wiederkehrend: Arzt konsultieren
KI:	Nicht bekannt
UW:	Nicht bekannt
WW:	Nicht bekannt
M:	DAB, Ph. Helv., ÖAB, Komm. E +
FAM:	Lecithin Kapseln®

Purpur-Sonnenhut-Kraut

Echinaceae purpureae herba
Echinacea purpurea (L.) Moench.

AG: **Innerl.:** Unterstützende Behandlung rezidivierender Infekte im Bereich der Atemwege und der ableitenden Harnwege
Äußerlich: Schlecht heilende, oberflächliche Wunden

D: **Innerl.:** Tagesdosis: 6–9 ml Presssaft, Zubereitungen entsprechend
Äußerlich: Halbfeste Zubereitungen mit mind. 15 % Presssaft

A: Dauer der Anwendung: nicht > 8 Wochen, Akutbeschwerden > 1 Woche oder periodisch wiederkehrend: Arzt konsultieren

H: Verwendung als Teedroge nicht gebräuchlich, in Fertigarzneimitteln mit standardisierten Extrakten

KI: Innerl: Überempfindlichkeit gegen Korbblütler; progrediente Systemerkrankungen wie Tbc, Leukosen, Kollagenosen, MS u.a. Autoimmunerkrankungen sowie AIDS und HIV-Infektion Keine Anwendung bei Schwangerschaft und Stillzeit wegen unzureichender Untersuchungen.
Äußerlich: Nicht bekannt

UW: Bei Kontakt mit oberirdischen Teilen der frischen Pflanze: Sensibilisierung und Überempfindlichkeitsreaktionen möglich; Hautausschlag, Juckreiz, selten Gesichtsschwellung, Atemnot, Schwindel, Blutdruck ↓

WW: Nicht bekannt

M: Ph. Eur, Komm. E +, WHO

FAM: Intern: Echinacea® ratiopharm Tropfen, Tabletten, Echinacin® in versch. Zuber., Esberitox® mono Tropfen, Tabletten, Immunobion® forte Filmtabletten u.a.m.
Extern: Echinacin® Salbe Madaus; Kombinationspräparat: Echinest® Salbe

AG = Anwendungsgebiete, D = Dosierung, A = Anwendung, H = Hinweise, KI = Kontraindikationen, UW = Unerwünschte Wirkungen, WW = Wechselwirkungen, M = Monographien

Purpur-Sonnenhut-Wurzel

Echinaceae purpureae radix
Echinacea purpurea (L.) Moench.

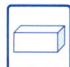

AG: **Innerl.**: Unterstützende Behandlung rezidivierender Infekte im
Bereich der Atemwege und der ableitenden Harnwege.
Äußerlich: Schlecht heilende, oberflächliche Wunden

D: **Innerl.**: Tagesdosis: 6–9 ml Presssaft,
Zubereitungen entsprechend
Äußerlich: Halbfeste Zubereitungen mit mind. 15 % Presssaft

A: Dauer der Anwendung: nicht > 8 Wochen.
Akutbeschwerden > 1 Woche oder periodisch wiederkehrend:
Arzt konsultieren

H: Verwendung als Teedroge nicht gebräuchlich,
in Fertigarzneimitteln mit standardisierten Extrakten

KI: **Innerl: Überempfindlichkeit gegen Korbblütler;**
progrediente Systemerkrankungen wie Tbc, Leukosen, Kollagenosen,
MS u. a. Autoimmunerkrankungen sowie AIDS und HIV-Infektion.
Äußerlich: Nicht bekannt

UW: Bei Kontakt mit oberirdischen Teilen der frischen Pflanze: Sensibili-
sierung und Überempfindlichkeitsreaktionen möglich;
Hautausschlag, Juckreiz, selten Gesichtsschwellung, Atemnot,
Schwindel, Blutdruck ↓

WW: Nicht bekannt

M: Ph. Eur., Komm. E –, ESCOP, HMPC Vorb.

FAM: Kombinationspräparat: Esberitox® Tabl.

AG = Anwendungsgebiete, D = Dosierung, A = Anwendung, H = Hinweise, KI = Kontraindikationen, UW = Unerwünschte Wirkungen, WW = Wechselwirkungen, M = Monographien

Blasser-Sonnenhut-Wurzel

Echinaceae pallidae radix
Echinacea pallida Nutt.

AG: Zur unterstützenden Therapie grippaler Infekte

D: Tagesdosis: Tinktur (1:5) mit Ethanol 50 % (V/V) aus nativem Trocken-extrakt (50 % Ethanol, Monographieempfehlung 7–11:1) entspr. 900 mg Droge

A: Dauer der Anwendung nicht > 8 Wochen,
Akutbeschwerden > 1 Woche oder periodisch wiederkehrend:
Arzt konsultieren

H: Verwendung als Teedroge nicht gebräuchlich,
in Fertigarzneimitteln mit standardisierten Extrakten

KI: Überempfindlichkeit gegen Korbblütler;
nicht bei progredienten Systemerkrankungen wie Tbc, Leukosen,
Kollagenosen, MS u. a. Autoimmunerkrankungen sowie AIDS und HIV-Infektion.
Keine Anwendung bei Schwangerschaft und Stillzeit wegen unzurei-chender Untersuchungen

UW: Überempfindlichkeitsreaktionen möglich;
Hautausschlag, Juckreiz, selten Gesichtsschwellung, Atemnot,
Schwindel, Blutdruck ↓

WW: Nicht bekannt

M: Ph. Eur., Komm. E +, WHO, HMPC trad.

FAM: Aar® vir Dragees, Echinacea-Tropfen Allpharm, Lymhozil® Lutschtab-letten; Kombinationspräparat: Esberitox® Tabl.

AG = Anwendungsgebiete, D = Dosierung, A = Anwendung, H = Hinweise, KI = Kontraindika-tionen, UW = Unerwünschte Wirkungen, WW = Wechselwirkungen, M = Monographien

Schmalblättriger-Sonnenhut-Wurzel

Echinacea angustifoliae radix
Echinacea angustifolia DC.

AG: **Innerl.**: Prophylaxe und Behandlung von grippalen Infekten, septischen Prozessen und leichten bis mittelschweren Erkältungszuständen.

   Äußerl.: Schlecht heilende, oberflächliche Wunden, entzündliche Hauterkrankungen

D: **Innerl.**: TL (1 g Droge) auf 150 ml, 10 min., mehrmals täglich zwischen den Mahlzeiten.
   Äußerl.: nicht näher definiert

A: Dauer der Anwendung: nicht > 8 Wochen.
   Akutbeschwerden > 1 Woche oder periodisch wiederkehrend: Arzt konsultieren

H: Verwendung als Teedroge nicht gebräuchlich,
   in Fertigarzneimitteln mit standardisierten Extrakten

KI: **Innerl: Überempfindlichkeit gegen Korbblütler;**
   progrediente Systemerkrankungen wie Tbc, Leukosen, Kollagenosen, MS u. a. Autoimmunerkrankungen sowie AIDS und HIV-Infektion
   Äußerl.: Nicht bekannt

UW: Bei Kontakt mit oberirdischen Teilen der frischen Pflanze: Sensibilisierung und Überempfindlichkeitsreaktionen möglich;
   Hautausschlag, Juckreiz, selten Gesichtsschwellung, Atemnot, Schwindel, Blutdruck ↓

WW: Keine bekannt

M: Ph. Eur., WHO

FAM: Keine bekannt

AG = Anwendungsgebiete, D = Dosierung, A = Anwendung, H = Hinweise, KI = Kontraindikationen, UW = Unerwünschte Wirkungen, WW = Wechselwirkungen, M = Monographien

Sonnentaukraut

Droserae herba

Drosera madagascariensis DC., *D. peltata* Smith, *D. rotundifolia* L.

AG: Bei Affektionen der Atmungsorgane, insbes. bei Krampf- und Reizhusten

D: 2–10 g (3–12 TL, auf Naphthochinon-Gehalt achten!) auf 150 ml, 10 min, 3–4 × tgl. 1 Tasse

A: Akutbeschwerden > 1 Woche oder periodisch wiederkehrend: Arzt konsultieren

H: Gehalt an Naphthochinon schwankt zwischen 0,006 und 0,6 % innerhalb der Arten: Prüfzertifikat beachten

KI: Nicht bekannt

UW: Selten Überempfindlichkeitsreaktionen

WW: Nicht bekannt

M: Komm. E +, EB 6

FAM: Nicht bekannt

AG = Anwendungsgebiete, D = Dosierung, A = Anwendung, H = Hinweise, KI = Kontraindikationen, UW = Unerwünschte Wirkungen, WW = Wechselwirkungen, M = Monographien

Spitzwegerichblätter (B), Spitzwegerichkraut (K)

Plantaginis lanceolatae folium, -herba
Plantago lanceolata L.

AG: **Innerl.**: Bei Katarrhen der Atemwege.
  Äußerlich: Leichte entzündliche Erkrankungen der Haut.
  Lokal: Entz. der Mund- und Rachenschleimhaut

D: **Innerl.**: 1,5 g (1 TL) auf 150 ml, 10–15 min,
  3–4 × tgl. 1 Tasse,
  Tagesdosis: 3–6 g Droge.
  Äußerlich/lokal: 1,5 g auf 150 ml, Kaltansatz, 1–2 h,
  3–4 × tgl.;
  für Umschläge, zum Spülen oder Gurgeln

A: Akutbeschwerden > 1 Woche oder periodisch wiederkehrend:
  Arzt konsultieren

KI: Nicht bekannt

UW: Nicht bekannt

WW: Nicht bekannt

M: Ph. Eur. (B), Komm. E + (K), Stand.-Zul. (K), ESCOP (K)

FAM: Blätter: Bronchosern® Sirup, Broncholind® Hustensaft; Kombinationspräparat: Plantago Hustensaft Wala
  Kraut: Kombinationspräparat: Eucabal® Hustensaft

AG = Anwendungsgebiete, D = Dosierung, A = Anwendung, H = Hinweise, KI = Kontraindikationen, UW = Unerwünschte Wirkungen, WW = Wechselwirkungen, M = Monographien

Steinkleekraut

Meliloti herba
Melilotus officinalis (L.) Lam.

AG: **Innerl.:** Bei Symptomen der chronisch-venösen Insuffizienz (CVI: Schweregefühl in den Beinen, nächtliche Wadenkrämpfe, Juckreiz und Schwellungen), zur unterstützenden Behandlung von Thrombophlebitiden, postthrombotischem Syndrom, Hämorrhoiden, Lymphstauungen.
Äußerlich: Bei Prellungen, Verstauchungen, oberflächlichen Blutergüssen.

D: **Innerl.:** 1,5–3 g (1 TL) auf 150 ml, 5–10 min,
2–3 × tgl. 1 Tasse,
Tagesdosis: Droge oder Zubereitungen entsprechend
3–30 mg Cumarin.
Äußerlich: Für Umschläge, Dosierung siehe **Innerl.**

A: Akutbeschwerden > 1 Woche oder periodisch wiederkehrend: Arzt konsultieren

KI: Nicht bekannt

UW: Selten Kopfschmerzen, bei Langzeitanwendung reversible Leberschädigungen möglich
→ Kontrolle der Leberenzymwerte des Blutes!

WW: Nicht bekannt

M: Ph. Eur., Komm. E +, ESCOP, HMPC trad.

FAM: Meli Rephastasan® Flüssigkeit; Kombinationspräparat: Venen-Kapseln® S

AG = Anwendungsgebiete, D = Dosierung, A = Anwendung, H = Hinweise, KI = Kontraindikationen, UW = Unerwünschte Wirkungen, WW = Wechselwirkungen, M = Monographien

Sternanis

Anisi stellati fructus, Anisi stellati oleum
Illicium verum Hook. f.

AG: Bei Katarrhen der Atemwege und bei dyspeptischen Beschwerden mit leichten Krämpfen

D: 0,5–1 g (1/3 TL) , frisch zerstoßen, auf 150 ml, 10 min,
3 × tgl. 1 Tasse,
Tagesdosis: 3 g Droge bzw. 0,3 g äth. Öl

A: Akutbeschwerden > 1 Woche oder periodisch wiederkehrend:
Arzt konsultieren

H: Verwendung als Teedroge wenig gebräuchlich;
Bestandteil von Glühweingewürz

KI: Nicht bekannt

UW: Sehr selten bei wiederholter Anwendung Sensibilisierung möglich

WW: Nicht bekannt

M: Ph. Eur., Komm. E +, Stand.-Zul.

FAM: Kombinationspräparate: Makatussin® Tropfen, Salviathymol®
Tropfen, Pulmotin® Salbe

AG = Anwendungsgebiete, D = Dosierung, A = Anwendung, H = Hinweise, KI = Kontraindikationen, UW = Unerwünschte Wirkungen, WW = Wechselwirkungen, M = Monographien

Wildes Stiefmütterchen mit Blüten

Violae herba cum flore
Viola arvensis Murray, *Viola tricolor* L.

AG:	Bei leichten seborrhoischen Hauterkrankungen, Milchschorf bei Kindern
D:	Bis zu 4 g (4 TL) auf 150 ml, 10 min, mehrmals tgl. für Umschläge
A:	Akutbeschwerden > 1 Woche oder periodisch wiederkehrend: Arzt konsultieren
KI:	Nicht bekannt
UW:	Nicht bekannt
WW:	Nicht bekannt
M:	Ph. Eur., Komm. E +, Stand.-Zul., HMPC Vorb.
FAM:	Kombinationspräparat Befelka® Öl

AG = Anwendungsgebiete, D = Dosierung, A = Anwendung, H = Hinweise, KI = Kontraindikationen, UW = Unerwünschte Wirkungen, WW = Wechselwirkungen, M = Monographien

Stramoniumblätter

Stramonii folium
Datura stramonium L.

AG: Husten, Bronchitis

D: Eingest. Blätterplv.: 0,05–0,1 g Droge als Einzeldosis, bis 3 × tgl.

H: Verwendung nicht eingestellter Zubereitungen sind wegen der unkalkulierbaren Nebenwirkungen und der Gefahr einer Vergiftung abzulehnen

A: Anwendung nur unter ärztlicher Aufsicht und gemäß den Vorgaben des Arztes

H: Aufgrund der nicht ausreichend belegten Wirksamkeit ist wegen der Risiken eine Anw. von Stramoniumblättern und deren Zubereitungen nicht zu vertreten

KI: Glaukom/Glaukomverdacht, paralytischer Ileus, Pylorusstenose, Prostatavergrößerung, tachykarde Arrhythmien, akutes Lungenödem, Anwendungsbeschränkung bei Patienten mit Urinretention, Koronarsklerose

UW: Hautrötung, Mundtrockenheit, tachykarde Arrhythmien, Mydiasis, Akkomodationsstörungen, Wärmestau durch Abnahme der Schweißsekretion, Miktionsbeschwerden, Obstipation

WW: + Trizyklische Antidepressiva, Amantadin, Antihistaminika, Phenothiazine, Procainamid, Chinidin → anticholinerge Wirkung ↑

M: Ph. Eur., Komm. E –

FAM: Einzelne Inhaltsstoffe: Scopolamin in Scopoderm-Pflaster, Atropin in Augentr. und Amp.

AG = Anwendungsgebiete, D = Dosierung, A = Anwendung, H = Hinweise, KI = Kontraindikationen, UW = Unerwünschte Wirkungen, WW = Wechselwirkungen, M = Monographien

Süßholzwurzel

Liquiritiae radix
Glycyrrhiza glabra L.

AG: Bei Ulcus ventriculi et duodeni,
bei chron. Gastritis und Katarrhen der oberen Atemwege

D: 4–5 g (1–2 TL) auf 150 ml, 10–15 min,
2–3 × tgl. 1 Tasse nach den Mahlzeiten,
Tagesdosis:
Droge: 5–15 g, entspr. 200–600 mg Glycyrrhizin,
Succus liquiritiae:
0,5–1 g bei Katarrhen der oberen Luftwege,
1,5–3 g bei Ulcus ventriculi/duodeni

A: Nicht > 4–6 Wochen ohne ärztlichen Rat verwenden

KI: Chronische Leberentzündung, cholestatische Lebererkrankungen,
Leberzirrhose, schwere Niereninsuffizienz, Hypertonie, Hypokaliämie
und Schwangerschaft

UW: Bei längerer Anwendung und höherer Dosierung →
Kalium ↓, Natrium ↑, Ödeme, Blutdruck ↑,
in seltenen Fällen Myoglobinurie

WW: + Thiazid/Schleifendiuretika → Kaliumverluste ↑
→ Kalium ↓ → Wirkung der Herzglykoside ↑

M: Ph. Eur., Komm. E +, Stand.-Zul., ESCOP, WHO, ÖAB (Süßholzextrakt,
-fluidextrakt)

FAM: Kombinationspräparate: Iberogast®, Heumann Magentee Solu-Vetan®,
Heumann Bronchialtee Solubifix T®, Liquirit®, Ullus® Magentabletten
Gastritol® Tropfen, Mixtura solvens® Lutschtabletten, Muc-Sabana®
Sirup; Rabro® Kautabletten

AG = Anwendungsgebiete, D = Dosierung, A = Anwendung, H = Hinweise, KI = Kontraindikationen, UW = Unerwünschte Wirkungen, WW = Wechselwirkungen, M = Monographien

Taigawurzel

Eleutherococci radix
Eleutherococcus senticosus (Rupr. et Maxim.) Maxim.

AG: Als Tonikum zur Stärkung und Kräftigung bei Müdigkeits- und Schwächegefühl, nachlassender Leistungs- und Konzentrationsfähigkeit sowie in der Rekonvaleszenz

D: Tagesdosis: 2–3 g Droge, Zuber. entspr.
für Teeaufgüsse und wäss.-äthanol. Auszüge

A: Akutbeschwerden > 1 Woche oder periodisch wiederkehrend: Arzt konsultieren; Dauer der Anwendung in der Regel bis zu 3 Monaten, erneute Anwendung ist möglich

H: Verwendung als Teezubereitung nicht gebräuchlich, Fertigarzneimittel mit standardisierten Extrakten bevorzugen

KI: Bluthochdruck

UW: Nicht bekannt

WW: Nicht bekannt

M: Ph. Eur., Komm. E +, ESCOP, WHO, HMPC trad.

FAM: Eleu Curarina® Tropfen, Eleu-Kokk Dragees/Lösung, Energotin® aktiv Kapsel, Konstitutin® forte Kapseln

AG=Anwendungsgebiete, D=Dosierung, A=Anwendung, H=Hinweise, KI=Kontraindikationen, UW=Unerwünschte Wirkungen, WW=Wechselwirkungen, M=Monographien

Tang

Fucus vel Ascophyllum
Fucus vesiculosus L.

AG:	Bei Schilddrüsenerkrankungen, Fettsucht, Übergewicht, Arterienverkalkung, Verdauungsstörungen sowie zur „Blutreinigung"
H:	**Wirksamkeit nicht belegt; therapeutische Anwendung nicht befürwortet** bei Dosierung > 150 µg/Tag → Induktion und Verschlimmerung einer Hyperthyreose möglich; in seltenen Fällen schwere Überempfindlichkeitsreaktionen
M:	Ph. Eur., Komm E –
FAM:	Kombinationspräparat: My Body-Patch® Pflaster (Antiadipositum)

AG = Anwendungsgebiete, D = Dosierung, A = Anwendung, H = Hinweise, KI = Kontraindikationen, UW = Unerwünschte Wirkungen, WW = Wechselwirkungen, M = Monographien

Taubnesselblüten

Lamii albi flos
Lamium album L.

AG: **Innerl.**: Bei Katarrhen der oberen Luftwege, speziell zur Schleimlösung.
Äußerlich: Leichte oberflächliche Entzündungen der Haut.
Lokal: Leichte Entz. im Mund- und Rachenbereich, unspezifischer Fluor albus

D: **Innerl.**: 1 g (2 TL) auf 150 ml, 5 min,
3 × tgl. 1 Tasse,
Tagesdosis: 3 g Droge.
Äußerlich: Für ein Sitzbad: 5 g Droge.
Lokal: Zum Spülen und Gurgeln, Dosierung siehe **Innerl.**

A: Akutbeschwerden > 1 Woche oder periodisch wiederkehrend: Arzt konsultieren

H: Im DAC ist die Krautdroge (Komm. E 0) monographiert, deren Wirksamkeit jedoch nicht belegt ist.

KI: Nicht bekannt

UW: Nicht bekannt

WW: Nicht bekannt

M: DAC, Komm. E +

AG = Anwendungsgebiete, D = Dosierung, A = Anwendung, H = Hinweise, KI = Kontraindikationen, UW = Unerwünschte Wirkungen, WW = Wechselwirkungen, M = Monographien

Tausendgüldenkraut

Centaurii herba

Centaurium erythrea Rafn

AG: Bei Appetitlosigkeit und dyspeptischen Beschwerden

D: Ca. 2 g (1 TL) auf 150 ml, 10–15 min,
zur Appetitanregung: 2–3 × tgl. 1 Tasse 30 min vor den Mahlzeiten,
bei Verdauungsbeschwerden: 2–3 × tgl. 1 Tasse nach den Mahlzeiten,
Tagesdosis: 6 g Droge

A: Akutbeschwerden > 1 Woche oder periodisch wiederkehrend:
Arzt konsultieren

KI: Magen- und Darmgeschwüre

UW: Nicht bekannt

WW: Nicht bekannt

M: Ph. Eur., Komm. E +, Stand.-Zul., ESCOP, HMPC trad.

FAM: Kombinationspräparate: Amara-Tropfen Weleda, Canephron® N
Tropfen/Dragees, Presselin® Verdauungstropfen

AG = Anwendungsgebiete, D = Dosierung, A = Anwendung, H = Hinweise, KI = Kontraindikationen, UW = Unerwünschte Wirkungen, WW = Wechselwirkungen, M = Monographien

Teebaumöl

Melaleucae aetheroleum
Melaleuca alternifolia (Maiden et Betch) Cheel.

AG:	**Volksmedizinisch:**
	Innerl.: Bei Tonsillitis, Pharyngitis, Kolitis, Sinusitis.
	Äußerlich: Nagelmykosen, Hautinfektionen, Geschwüren, Verbrennungen, Akne und Insektenstichen.
	Lokal: Mundschleimhautulzera, Gingivitis
D:	**Innerl./lokal**: Es liegen zur Zeit keine begründeten Dosierungsangaben vor.
	Äußerlich: Nagelmykosen: Unverd.
	Akne: 5 % in wässriger Gelzuber.
A:	Akutbeschwerden > 1 Woche oder periodisch wiederkehrend: Arzt konsultieren
H:	Wirksamkeit nicht belegt; Hauptverwendung derzeit in Kosmetikzubereitungen
KI:	Nicht bekannt
UW:	Allergische Hautreaktionen
WW:	Nicht bekannt
M:	Ph. Eur., ESCOP, WHO
FAM:	Vestagel® Gel

AG = Anwendungsgebiete, D = Dosierung, A = Anwendung, H = Hinweise, KI = Kontraindikationen, UW = Unerwünschte Wirkungen, WW = Wechselwirkungen, M = Monographien

Terpentinöl, gereinigtes

Terebinthinae aetheroleum rectificatum
Versch. *Pinus*-Arten

AG:	**Inhal./innerl.**: Bei chronischen Bronchialerkrankungen mit starker Schleimbildung. **Äußerlich**: Bei chronischen Bronchialerkrankungen mit starker Schleimbildung, rheumatischen und neuralgischen Beschwerden
D:	**Inhal.**: Dampfbad: 3 × tgl. 5 Tr. Öl. **Innerl.**: 0,3 g mehrmals tgl. **Äußerlich**: In halbfesten und festen Zuber. 10–50 %, auch als Badezusatz
A:	Akutbeschwerden > 1 Woche oder periodisch wiederkehrend: Arzt konsultieren
KI:	Überempfindlichkeit gegenüber äth. Ölen. **Inhal.**: Akute Entz. der Atmungsorgane. **Äußerlich**: Bei großflächigen Hautschäden keine äußerl. Anwendung; Vollbäder auch nicht bei fieberhaften und infektiösen Erkrankungen, Herzinsuffizienz der Stadien III–IV (NYHA), Hypertonie im Stadium IV (WHO), nur nach Rücksprache mit dem Arzt
UW:	Bei großflächiger Anwendung resorptive Vergiftungen möglich, z. B. Nieren- und ZNS-Schäden
WW:	Nicht bekannt
M:	Ph. Eur. (Terpentinöl vom Strandkiefer-Typ, *Pinus pinaster* Aiton), DAC (gereinigtes Terpentinöl), Komm. E + (gereinigtes Terpentinöl)
FAM:	Kombinationspräparate: Grippostad® Erkältungsbalsam, Rubriment® Öl, Wick VapoRub® Erkältungssalbe

AG = Anwendungsgebiete, D = Dosierung, A = Anwendung, H = Hinweise, KI = Kontraindikationen, UW = Unerwünschte Wirkungen, WW = Wechselwirkungen, M = Monographien

Teufelskrallenwurzel

Harpagophyti radix

Harpagophytum procumbens (Burch.) DC., *H. zeyheri* Decne.

AG: Bei dyspeptischen Beschwerden, Appetitlosigkeit und zur unterstützenden Therapie degenerativer Erkrankungen des Bewegungsapparates

D: Bei Appetitlosigkeit: 0,5–1 g (1/4 TL) auf 150 ml, 8 h!,
3 × tgl. 1 Tasse vor den Mahlzeiten,
Tagesdosis: 1,5 g;
sonstige **AG**: 1,5 g (1/3 TL) auf 150 ml, 8 h!,
3 × tgl. 1 Tasse,
Tagesdosis: 4,5 g Droge

A: Akutbeschwerden > 1 Woche oder periodisch wiederkehrend:
Arzt konsultieren

KI: Magen- und Zwölffingerdarmgeschwüre;
bei Gallensteinleiden nur nach Rücksprache mit dem Arzt

UW: Nicht bekannt

WW: Nicht bekannt

M: Ph. Eur., Komm. E +, ESCOP, WHO, HMPC trad.

FAM: Jucurba® Kapseln, Filmtabletten, Matai® Tabletten, Rivoltan®
Tabletten, Teltonal® Tabletten, Teufelskralle ratiopharm Tabletten,
Rheuma-Sern®

AG = Anwendungsgebiete, D = Dosierung, A = Anwendung, H = Hinweise, KI = Kontraindikationen, UW = Unerwünschte Wirkungen, WW = Wechselwirkungen, M = Monographien

Thymian

Thymi herba

Thymus vulgaris L., *T. zygis* L.

AG:	**Innerl./äußerlich:** Symptome der Bronchitis und des Keuchhustens, Katarrhe der oberen Luftwege. **Lokal:** Bei Entz. des Mund- und Rachenraumes
D:	**Innerl.:** 1–2 g (1–2 TL) auf 150 ml, 10–15 min, mehrmals tgl. 1 Tasse, Tagesdosis: 10 g Droge mit 0,03 % Phenolen. **Äußerlich:** Für Umschläge: 5 % Aufguss, Vollbad: 500 g auf 100 L. **Lokal:** Zum Spülen und Gurgeln, Dosierung siehe **Innerl.**
A:	Akutbeschwerden > 1 Woche oder periodisch wiederkehrend: Arzt konsultieren
H:	Kombinationen mit anderen expektorierend wirksamen Drogen können sinnvoll sein.
KI:	Bei großflächigen Hautschäden keine äußerl. Anwendung; Vollbäder nicht bei fieberhaften und infektiösen Erkrankungen, Herzinsuffizienz der Stadien III–IV (NYHA), Hypertonie im Stadium IV (WHO), nur nach Rücksprache mit dem Arzt
UW:	Nicht bekannt
WW:	Nicht bekannt
M:	Ph. Eur., Komm. E +, Stand.-Zul., ESCOP, WHO, HMPC trad., ÖAB (Thymianfluidextrakt)
FAM:	Bronchicum® Pastillen, Gelo®-Bronchialsaft, Hustagil® Saft und Tropfen, Melrosum® Hustensirup, Neotussan® Hustenlöser, Pertussin® Tropfen/Sirup, Soledum® Hustensaft/-tropfen, Tussamag® Hustensaft/-lösung; Kombinationspräparate: Aspecton DS® Saft, Tropfen, Bronchicum® Elixier, Tropfen, Bronchipret® Tropfen, Saft, Tabletten, Eucabal® Hustensaft, Makatussin® Tropfen, Pulmotin® Salbe, Sinutorton® Kapseln/Saft

AG = Anwendungsgebiete, D = Dosierung, A = Anwendung, H = Hinweise, KI = Kontraindikationen, UW = Unerwünschte Wirkungen, WW = Wechselwirkungen, M = Monographien

Tormentillwurzelstock

Tormentillae rhizoma
Potentilla erecta (L.) Räusch.

AG:	**Innerl.**: Bei unspezifischer akuter Diarrhö. **Lokal.**: Bei Schleimhautentzündungen im Mund- und Rachenraum, Prothesendruckstellen
D:	**Innerl.**: 2–3 g (1/2 TL) auf 150 ml, Kaltansatz, zum Sieden erhitzen, 10–15 min, 3 × tgl. 1 Tasse, mittlere Tagesdosis: 4–6 g Droge. **Lokal:** Zum Gurgeln und Spülen, Dosierung siehe **Innerl.**
A:	Durchfälle > 3–4 Tage: Arzt konsultieren
KI:	Durchfallerkrankungen bei Sgl. und Klkd.: Sofort Arzt konsultieren!
UW:	Bei empfindlichen Patienten Magenbeschwerden und Erbrechen
WW:	Nicht bekannt
M:	Ph. Eur., Komm. E +, Stand.-Zul., HMPC Vorb.
FAM:	Kombinationspräparat: Lacalut® aktiv Medizinische Mundspüllösung

AG = Anwendungsgebiete, D = Dosierung, A = Anwendung, H = Hinweise, KI = Kontraindikationen, UW = Unerwünschte Wirkungen, WW = Wechselwirkungen, M = Monographien

Tragant

Tragacantha
Astragalus gummifer Labill.

AG: Bei Obstipation

D: Ca. 3 g (1 TL) auf 250–300 ml als Einzeldosis

A: Akutbeschwerden > 1 Woche oder periodisch wiederkehrend:
Arzt konsultieren

H: Auf ausreichende Flüssigkeitszufuhr achten (Mindestmenge 2 L/d)

KI: Krankhafte Verengung im Magen-Darm-Trakt, drohender oder
bestehender Darmverschluss

UW: In seltenen Fällen allergische Reaktionen

WW: Gleichzeitig eingenommene Medikamente
→ Resorption ↓

M: Ph. Eur.

Ulmenrinde

Ulmi fulvae cortex
Ulmus rubra Mühlenb.

AG: **Innerl.**: Zur Reizlinderung bei Schleimhautentz. im Mund-Rachen-
und Gastrointestinaltrakt.
Äußerlich: Bei Wunden, Verbrennungen, Hautkrankheiten

D: **Innerl.**: Dekokt: 4–16 ml (Herst. gemäß AB (BHP 1996)-Vorschrift);
in bis zu 4 Einzelgaben tgl. nach den Mahlzeiten.
Äußerlich: Grob gepulverte Droge als Breiumschlag

A: Akutbeschwerden > 1 Woche oder periodisch wiederkehrend:
Arzt konsultieren

KI: Nicht bekannt

UW: Nicht bekannt

WW: Nicht bekannt

M: Keine

AG=Anwendungsgebiete, D=Dosierung, A=Anwendung, H=Hinweise, KI=Kontraindika-
tionen, UW=Unerwünschte Wirkungen, WW=Wechselwirkungen, M=Monographien

Uzarawurzel

Uzarae radix
Xysmalobium undulatum (L.) R. Br.

  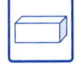

AG: Unspezifische akute Durchfallerkrankungen

D: Initiale Einzeldosis:
Erwachsene: 75 mg Gesamtglykoside,
Kinder: 15–30 mg Gesamtglykoside;
Klkd.: 1–2 × tgl. 15 mg Gesamtglykoside,
Tagesdosis: Erwachsene/Kinder: 45–90 mg Gesamtglykoside

A: Durchfälle > 3–4 Tage: Arzt konsultieren

H: Verwendung als Teezubereitung nicht gebräuchlich,
nur in Fertigarzneimitteln (Tabletten oder Tropfen, nach Angaben des
Herstellers dosieren) mit standardisierten Extrakten.
Keine Anhaltspunkte für Risiken in Schwangerschafts- und Stillzeit,
vorsichtshalber nicht anwenden.

KI: Therapie mit herzwirksamen Glykosiden;
Chinidin, Calcium (i.v.), Saluretika, Cortison (Langzeittherapie)
→ Herzwirksamkeit ↑ Durchfallerkrankungen bei Sgl. und Klkd.:
Sofort Arzt konsultieren!

UW: Nicht bekannt

WW: Nicht bekannt, siehe **KI**

M: Komm. E +

FAM: Uzara® Drg., Tropfen

AG = Anwendungsgebiete, D = Dosierung, A = Anwendung, H = Hinweise, KI = Kontraindikationen, UW = Unerwünschte Wirkungen, WW = Wechselwirkungen, M = Monographien

Vogelknöterichkraut

Polygoni avicularis herba
Polygonum aviculare L.

AG: **Innerl.**: Bei Katarrhen der Atemwege.
Lokal: Bei Schleimhautentz. im Mund- und Rachenraum

D: **Innerl.**: 1,5 g (1 TL) auf 150 ml, Kaltansatz, zum Sieden erhitzen,
5–10 min,
3–5 × tgl. 1 Tasse,
mittlere Tagesdosis: 4–6 g Droge.
Lokal.: Zum Gurgeln und Spülen, Dosierung siehe **Innerl.**

A: Akutbeschwerden > 1 Woche oder periodisch wiederkehrend:
Arzt konsultieren

KI: Nicht bekannt

UW: Nicht bekannt

WW: Nicht bekannt

M: Ph. Eur., Komm. E +

AG = Anwendungsgebiete, D = Dosierung, A = Anwendung, H = Hinweise, KI = Kontraindikationen, UW = Unerwünschte Wirkungen, WW = Wechselwirkungen, M = Monographien

Wacholderbeeren

Iuniperi pseudo-fructus
Iuniperus communis L.

AG:	**Innerl.**: Bei Verdauungsbeschwerden mit leichten Krämpfen, Völlegefühl, Blähungen. **Äußerlich**: Als Badezusatz zur unterstützenden Behandlung des rheumatischen Formenkreises
D:	**Innerl.**: 2 g (1 knapper TL), frisch zerkleinert, auf 150 ml, 10–15 min, 1–4 × tgl. 1 Tasse, Tagesdosis: 2 – max. 10 g Droge, entspr. 20–100 mg äth. Öl
A:	Akutbeschwerden > 1 Woche oder periodisch wiederkehrend: Arzt konsultieren. Dauer der Anwendung: Max. 6 Wochen
H:	Kombinationen mit anderen Drogen in Nieren- und Blasentees bzw. Zubereitungen können sinnvoll sein
KI:	Schwangerschaft, entzündliche Nierenerkrankungen; bei großflächigen Hautschäden keine äußerl. Anwendung; Vollbäder auch nicht bei fieberhaften und infektiösen Erkrankungen, Herzinsuffizienz der Stadien III–IV (NYHA), Hypertonie im Stadium IV (WHO), nur nach Rücksprache mit dem Arzt
UW:	Bei lang dauernder Anwendung und Überdosierung: Nierenschäden möglich
WW:	Nicht bekannt
M:	Ph. Eur., Komm. E +, Stand.-Zul., ESCOP, HMPC Vorb.
FAM:	Rolecca® Wacholder Kapseln; Kombinationspräparate: Nierentonikum Wala; äußerlich: Dolo-cyl®, Muskel- und Pflegeöl, Esemtan® Aktivgel

AG = Anwendungsgebiete, D = Dosierung, A = Anwendung, H = Hinweise, KI = Kontraindikationen, UW = Unerwünschte Wirkungen, WW = Wechselwirkungen, M = Monographien

Walnussblätter

Juglandis folium
Juglans regia L.

AG:	Leichte, oberflächliche Entzündungen der Haut, übermäßige Schweißabsonderung, z.B. der Hände und Füße
D:	2–3 g (2–3 TL) auf 150 ml, Kaltansatz, 15 min zum Sieden erhitzen, für Umschläge und Teilbäder
A:	Akutbeschwerden > 1 Woche oder periodisch wiederkehrend: Arzt konsultieren
KI:	Nicht bekannt
H:	Als FAM in Kombinationspräparaten
UW:	Nicht bekannt
WW:	Nicht bekannt
M:	DAC, Komm. E +, Stand.-Zul.

AG = Anwendungsgebiete, D = Dosierung, A = Anwendung, H = Hinweise, KI = Kontraindikationen, UW = Unerwünschte Wirkungen, WW = Wechselwirkungen, M = Monographien

Asiatisches Wassernabelkraut

Centellae asiaticae herba
Centella asiatica (L.) Urb.

AG: **Äußerlich**: Bei schwer heilenden Wunden, Leprageschwüren, postoperativen Vernarbungen

D: **Äußerlich.**: 1–2 × tgl.

A: Anwendung unter ärztlicher Aufsicht und gemäß den Vorgaben des Arztes

H: Schwache Sensibilisierungspotenz bei Hautkontakt.

KI: Nicht bekannt

UW: Nicht bekannt

WW: Nicht bekannt

M: Ph. Eur., WHO

FAM: Creastrian® Creme; Kombinationspräparat: Vulniphan® Vaginal ovula

AG = Anwendungsgebiete, D = Dosierung, A = Anwendung, H = Hinweise, KI = Kontraindikationen, UW = Unerwünschte Wirkungen, WW = Wechselwirkungen, M = Monographien

Wegwartenkraut, Wegwartenwurzel

Cichoriae herba et radix
Cichorium intybus L.

AG: Bei dyspeptischen Beschwerden und Appetitlosigkeit

D: Bis zu 2 g (1 TL) auf 150 ml, 10 min,
2 × tgl. 1 Tasse,
mittlere Tagesdosis: 3 g Droge

A: Akutbeschwerden > 1 Woche oder periodisch wiederkehrend:
Arzt konsultieren

H: Verwendung auch als Kaffeesurrogat

KI: Korbblütler-Allergien;
bei Gallensteinleiden nur nach Rücksprache mit dem Arzt

UW: In seltenen Fällen allergische Hautreaktionen

WW: Nicht bekannt

M: Komm. E +

FAM: Kombinationspräparate: Amara Tropfen Weleda, Herbanest® Nr. 270
Tropfen

AG = Anwendungsgebiete, D = Dosierung, A = Anwendung, H = Hinweise, KI = Kontraindikationen, UW = Unerwünschte Wirkungen, WW = Wechselwirkungen, M = Monographien

Weidenrinde

Salicis cortex

Salix purpurea L., *S. daphnoides* Vill. u. a.

AG: Fieberhafte Erkrankungen, Kopfschmerzen und rheumatische Erkrankungen.

D: 2–3 g (1 TL) auf 150 ml, Kaltansatz,
5 min zum Sieden erhitzen,
3–5 × tgl. 1 Tasse,
Tagesdosis: 6–12 g Droge,
entspr. 60–120 mg Gesamtsalicin
(kurzfristig unter ärztlicher Aufsicht bis 240 mg Gesamsalicin
möglich)

A: Akutbeschwerden > 1 Woche oder periodisch wiederkehrend:
Arzt konsultieren

H: Auch in Fertigarzneimitteln mit standardisierten Extrakten

KI: Überempfindlichkeit gegen Salicylate

UW: Magenbeschwerden (Gerbstoffgehalt);
bei Überempfindlichkeit allergische Reaktionen möglich

WW: Nicht bekannt

M: Ph. Eur., Komm. E +, ESCOP, HMPC wiss./trad.

FAM: Assalix® Tabletten, Optovit® actiflex Tabletten, Proaktiv® Kapseln

AG = Anwendungsgebiete, D = Dosierung, A = Anwendung, H = Hinweise, KI = Kontraindikationen, UW = Unerwünschte Wirkungen, WW = Wechselwirkungen, M = Monographien

Kleinblütiges Weidenröschen

Epilobii herba

Epilobium parviflorum Schreb.

AG: Bei Miktionsbeschwerden infolge einer Prostatahyperplasie (Stadium I–II)

D: 1,5–2 g (1–2 TL) auf 150 ml, 10–15 min,
2 × tgl. 1 Tasse

A: Diese Droge mildert nur die Symptome, behebt aber nicht die Ursache; daher sollte in regelmäßigen Abständen ein Facharzt konsultiert werden.

H: Für das Schmalblättrige Weidenröschen (*E. angustifolium* L.) werden ähnliche Anwendungsgebiete beansprucht;
für beide Arten Wirksamkeit nicht belegt

KI: Nicht bekannt

UW: Nicht bekannt

WW: Nicht bekannt

M: Nicht bekannt

AG = Anwendungsgebiete, D = Dosierung, A = Anwendung, H = Hinweise, KI = Kontraindikationen, UW = Unerwünschte Wirkungen, WW = Wechselwirkungen, M = Monographien

Indischer Weihrauch

Olibanum indicum
Boswellia serrata Roxb.

 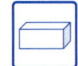

AG: Bei Erkrankungen des rheumatischen Formenkreises, chronisch entzündlichen Darmerkrankungen, Bronchialasthma, malignen Hirntumoren

D: Tagesdosis 0,9–3,6 g je nach Indikation und Körpergewicht; FAM mit standardisierten Extrakten verwenden

A: Anwendung nur unter ärztlicher Aufsicht und gemäß den Vorgaben des Arztes

H: Wegen unzureichender klinischer Datenlage (noch) kein zugelassenes FAM mit definierter Indikation

KI: Nicht bekannt

UW: Nicht bekannt

WW: Nicht bekannt

M: Ph. Eur.

FAM: H15 Ayurmedica Kps. (SUI) 400 mg Trockenextrakt/Kps., H15 Weihrauchkapseln 350

AG = Anwendungsgebiete, D = Dosierung, A = Anwendung, H = Hinweise, KI = Kontraindikationen, UW = Unerwünschte Wirkungen, WW = Wechselwirkungen, M = Monographien

Rotes Weinlaub

Vitis viniferae folium (rubrum)
Vitis vinifera L. ssp. *vinifera*

AG: Zur Behandlung und Vorbeugung von Symptomen der CVI; bei Krampfadern, Ödmen der Unterschenkel, Schmerzen und Spannungsgefühl, Kribeln oder Jucken in den Beinen sowie bei schweren und müden Beinen

D: EtOH-wässriger-Extrakt
Tagesdosis 360–720 mg

A: Akutbeschwerden > 1 Woche oder periodisch wiederkehrend: Arzt konsultieren

H: FAM mit standardisierten Extrakten zu bevorzugen

KI: Schwangerschaft, Stillzeit
(keine ausreichenden Untersuchungen)

UW: Urtikaria; gelegentlich Magenbeschwerden

WW: Nicht bekannt

M: ESCOP, HMPC Vorb.

FAM: Antistax® in versch. Zubereitungen

AG = Anwendungsgebiete, D = Dosierung, A = Anwendung, H = Hinweise, KI = Kontraindikationen, UW = Unerwünschte Wirkungen, WW = Wechselwirkungen, M = Monographien

Weißdornblätter mit Blüten

Crataegi folium cum flore

Crataegus monogyna Jaqc., *C. laevigata* (Poir.) DC. u. a.

AG: Bei leichter Herzinsuffizienz (NYHA II), „Altersherz"

D: 1–1,5 g (1 TL) auf 150 ml, 5–10 min, 3–4 × tgl. 1 Tasse,
Tagesdosis: 5 g Droge, 3,5–19,8 mg Flavonoide oder
160–900 mg Extrakt (4–7: 1, Ethanol 45 % V/V oder Methanol 70 % V/V),
entspr. 30–168,7 mg oligomere Procyanidine

A: Mindestens 6 Wochen anwenden.
Symptome > 6 Wochen oder Ansammlung von Wasser in den Beinen:
Arzt konsultieren;
bei Schmerzen in der Herzgegend, die ausstrahlen können, oder bei
Atemnot: ärztliche Abklärung zwingend erforderlich

H: Auch in Fertigarzneimitteln mit standardisierten Extrakten;
für die Früchte des Weißdorn (Crataegi fructus) ist die Wirksamkeit
nicht belegt

KI: Nicht bekannt

UW: Nicht bekannt

WW: Nicht bekannt

M: Ph. Eur., Komm. E +, Stand.-Zul., ESCOP, WHO

FAM: Bomacorin® Tabletten, Born® Tropfen, Craegium® in versch. Zuber.,
Crataegutt® in versch. Zuber., Esbericard® novo Dragees, Faros®
Tabletten, Koro-Nyhadin® Tropfen, Tabl., Oxacant® Mono Tabletten,
Protecor® 450 novo Tabletten, Stenocrat® mono Tropfen/Tabletten
u. a. m.; Kombinationspräparate: Antihypertonikum® S Schuck
Dragees, Oxacant® Sedativ Tropfen, Protecor® Kapseln, Sanhelios 333
Kapseln

AG = Anwendungsgebiete, D = Dosierung, A = Anwendung, H = Hinweise, KI = Kontraindikationen, UW = Unerwünschte Wirkungen, WW = Wechselwirkungen, M = Monographien

Wermutkraut

Absinthii herba
Artemisia absinthium L.

AG: Bei Appetitlosigkeit, dyspeptischen Beschwerden, krampfartigen funktionellen Störungen im Bereich der Gallenwege

D: 1,5 g (1 TL) auf 150 ml, 10 min,
2 × tgl. 1 Tasse,
zur Appetitanregung 30 min vor den Mahlzeiten,
bei Magen-Darm-Beschwerden nach den Mahlzeiten,
Tagesdosis: 2–3 g Droge

A: Akutbeschwerden > 1 Woche oder periodisch wiederkehrend: Arzt konsultieren;
kein Dauergebrauch

H: Alkohol. Wermutauszüge und Lösungen des äth. Öls in Alkohol wegen ihrer schädlichen Wirkung, insbes. bei Dauerkonsum, in vielen Ländern verboten;
eine Kombination von Wermutkraut mit anderen Bitterstoffdrogen kann sinnvoll sein.
Kein isoliertes äth. Öl verwenden (≤ 40 % Thujon, Nervengift)

KI: Schwangerschaft

UW: Nicht bekannt

WW: Nicht bekannt

M: Ph. Eur., Komm. E +, Stand.-Zul., ESCOP, ÖAB (Zusammengesetzte Wermuttinktur), HMPC trad.

FAM: Kombinationspräparate: Amara Tropfen Weleda, Floradix® Multipretten Kräuterdragees, Gastritol® Dr. Klein Tropfen, Pascopankreat® Tabletten

---

AG = Anwendungsgebiete, D = Dosierung, A = Anwendung, H = Hinweise, KI = Kontraindikationen, UW = Unerwünschte Wirkungen, WW = Wechselwirkungen, M = Monographien

Großer-Wiesenknopf-Wurzel

Sanguisorbae radix
Sanguisorba officinalis L.

AG:	Volksmedizinisch: **Innerl.**: bei Diarrhöen. **Äußerlich**: bei funktionellen Blutungen, Nasenbluten, Hämorrhoiden
D:	**Innerl.**: 2–6 g , 3x tgl.
A:	Akutbeschwerden > 1 Woche oder periodisch wiederkehrend: Arzt konsultieren
H:	Frühjahrsgemüse und Salat
KI:	Nicht bekannt
UW:	Nicht bekannt
WW:	Nicht bekannt
M:	Ph. Eur.
FAM:	Nicht bekannt

Wolfstrappkraut

Lycopi herba
Lycopus europaeus L., *L. virginicus* L.

AG: Bei leichten Formen der Hyperthyreose mit vegetativnervösen Beschwerden und bei Mastodynie

D: 0,5–1 g (1 TL) auf 150 ml, 10 min,
2 × tgl. 1 Tasse,
Tagesdosis: 1–2 g Droge für Teeaufgüsse,
wässrig-eth. Extrakt entspr. 20 mg Droge

A: Akutbeschwerden > 1 Woche oder periodisch wiederkehrend: Arzt konsultieren

H: Dosierung individuell je nach Ausmaß des Beschwerdebildes, des Lebensalters, des KGs

KI: Schilddrüsenunterfunktion, euthyreote Struma

UW: Längere Anwendung, höhere Dosierung:
→ Vergrößerung der Schilddrüse.
Absetzen: → Verstärkung des Beschwerdekomplexes (Rebound-Phänomen) möglich

WW: Keine gleichzeitige Gabe von Schilddrüsenhormonpräparaten; während der Lycopustherapie wird die Durchführung der Schilddrüsendiagnostik mit Radioisotopen gestört

M: Komm. E +

FAM: Thyreo-loges® Tabletten, Thyreogutt® mono Tropfen und Tabletten

AG=Anwendungsgebiete, D=Dosierung, A=Anwendung, H=Hinweise, KI=Kontraindikationen, UW=Unerwünschte Wirkungen, WW=Wechselwirkungen, M=Monographien

Zimtrinde

Cinnamomi cortex
Cinnamomum zeylanicum Blume

AG: Bei Appetitlosigkeit und dyspeptischen Beschwerden

D: 0,5–1 g (1/3 TL) auf 150 ml, 10 min,
2–4 × tgl. 1 Tasse zu den Mahlzeiten,
zur Appetitanregung: 30 min vor den Mahlzeiten,
bei Magen-Darm-Beschwerden nach den Mahlzeiten,
Tagesdosis: 2–4 g Droge
oder 0,05–0,2 g äth. Öl entspr. 3 × tgl. 2 Tr.

A: Akutbeschwerden > 1 Woche oder periodisch wiederkehrend:
Arzt konsultieren

H: Geschmacksdroge; Bestandteil von Lebkuchengewürz

KI: Schwangerschaft;
Überempfindlichkeit gegen Zimt oder Perubalsam

UW: Häufig allergische Haut- und Schleimhautreaktionen

WW: Nicht bekannt

M: Ph. Eur., Komm. E +, Stand.-Zul., WHO

FAM: Kombinationspräparate: Amara Pascoe Tropfen, Lebenstropfen N
Bombastus, Sedovent® Verdauungstropfen

AG = Anwendungsgebiete, D = Dosierung, A = Anwendung, H = Hinweise, KI = Kontraindikationen, UW = Unerwünschte Wirkungen, WW = Wechselwirkungen, M = Monographien

Zitronenverbenenblätter

Verbenae citriodoratae folium

Aloysia citriodora Palau, syn. *Lippia triphylla* (L'Hér.) Kuntze

AG:	Bei Verdauungsbeschwerden, Nervosität, Schlaflosigkeit
D:	1–5 g auf 150 ml 2–5 Tassen, 3 × tgl.
A:	Akutbeschwerden > 1 Woche oder periodisch wiederkehrend: Arzt konsultieren
H:	Zur Geschmacksverbesserung in Arzneitees, als Haustee
KI:	Nicht bekannt
UW:	Nicht bekannt
WW:	Nicht bekannt
M:	Ph. Eur.
FAM:	Nicht bekannt

AG = Anwendungsgebiete, D = Dosierung, A = Anwendung, H = Hinweise, KI = Kontraindikationen, UW = Unerwünschte Wirkungen, WW = Wechselwirkungen, M = Monographien

Zitwerwurzelstock

Zedoariae rhizoma
Curcuma zedoaria (Berg.) Rosc.

AG: Bei Koliken, Krämpfen, Magenerkrankungen und Verdauungsstörungen

D: 1–1,5 g (1/3 TL) auf 150 ml, 3–5 min, auch Kaltansatz, 3 × tgl. 1 Tasse

A: Akutbeschwerden > 1 Woche oder periodisch wiederkehrend: Arzt konsultieren

H: Wirksamkeit nicht belegt;
keine Risiken;
Bestandteil von „Schwedenbitter"

KI: Schwangerschaft

UW: Nicht bekannt

WW: Nicht bekannt

M: DAC, Komm. E 0

FAM: Kombinationspräparat: Jacobus®-Schwedenbitter

AG = Anwendungsgebiete, D = Dosierung, A = Anwendung, H = Hinweise, KI = Kontraindikationen, UW = Unerwünschte Wirkungen, WW = Wechselwirkungen, M = Monographien

Zwiebel

Alii cepae bulbus
Allium cepa L.

AG:	**Innerl.**: Bei Appetitlosigkeit und zur vorbeugenden Behandlung altersbedingter Gefäßveränderungen. **Äußerlich**: Äußere Anwendung bei Insektenstichen, Wunden, Furunkeln, Warzen, leichten Verbrennungen und Blutergüssen; nur adjuvant auch bei Otitis media als „Zwiebelwickel"
D:	Therapeutisch: Zwiebel roh verwenden. **Innerl.**: Zwiebeltinktur 4–5 TL tgl., Zwiebelsirup 4–5 Esslöffel tgl.; Tagesdosis: 50 g frische Zwiebeln bzw. 20 g getrocknete Droge bei Appetitlosigkeit und Gefäßveränderungen als zerkleinerte Zwiebeln oder Presssaft über mehrere Monate einnehmen. **Äußerlich**: Mit Zwiebelsaft bestreichen oder als Kataplasma und Scheiben auflegen; Zwiebelwickel: Rohe Zwiebeln, fein gehackt oder in Scheiben in ein Cellulosegazesäckchen, 2 min kochen, auf ca. 40 °C abkühlen lassen, drucklos auf das schmerzhafte Ohr legen
A:	Akutbeschwerden > 1 Woche oder periodisch wiederkehrend: Arzt konsultieren
KI:	Nicht bekannt
UW:	Aufnahme großer Mengen → Magenreizung und Blähungen; selten bei häufigem Kontakt allergische Reaktionen (Handekzeme)
WW:	Nicht bekannt
M:	Komm. E +, WHO
FAM:	Kombinationspräparat: Contractubex®

AG = Anwendungsgebiete, D = Dosierung, A = Anwendung, H = Hinweise, KI = Kontraindikationen, UW = Unerwünschte Wirkungen, WW = Wechselwirkungen, M = Monographien

3

Drogenübersicht

Tabelle Drogenübersicht. Komm. E-Einstufung: + = Positivmonographie, Wirksamkeit belegt; − = Negativmonographie, Wirksamkeit nicht belegt, Anwendung riskant; 0 = Negativmonographie, Wirksamkeit nicht belegt, Anwendung unbedenklich.
HMPC-Einstufung: Wissenschaftlich anerkannt = anerkannte (well-established) medizinische Wirkung; traditionell = traditionelles Arzneimittel ohne belegte Wirksamkeit; in Vorbereitung = Einstufung noch nicht erfolgt, in Bearbeitung. Stand Juli 2010

Deutsche Bezeichnung	Lateinische Bezeichnung	Komm. E-Einstufung	HMPC-Einstufung
Adoniskraut	Adonidis herba	+	
Aescin	Aescinum		
Aloe	Aloe	+	Wiss. anerkannt
Amerikanische Faulbaumrinde siehe Cascararinde			
Ammi-visnaga-Früchte	Ammeos visnagae fructus	−	
Ammeifrüchte siehe Ammi-visnaga-Früchte			
Andornkraut	Marrubii herba	+	
Angelikawurzel	Angelicae radix	+	
Anis	Anisi fructus	+	Traditionell
Anisöl	Anisi aetheroleum		Traditionell
Arnikablüten, -tinktur	Arnicae flos, Arnicae tinctura	+	
Artischockenblätter	Cynarae folium	+	
Augentrost	Euphrasiae herba	0	In Vorbereitung

Tabelle Drogenübersicht (Fortsetz.)

Deutsche Bezeichnung	Lateinische Bezeichnung	Komm. E-Einstufung	HMPC-Einstufung
Avocadoöl	Avocado oleum		
Baldrianwurzel, -tinktur	Valerianae radix, Valerianae tinctura	+	Wiss. anerkannt/ traditionell
Bärentraubenblätter	Uvae-ursi folium	+	
Bärlappkraut	Lycopodii herba		
Basilikum	Basilici herba	–	
Beifußkraut	Artemisiae herba	–	
Beinwellblätter, -kraut	Symphyti folium, Symphyti herba	+	
Beinwellwurzel	Symphyti radix	+	
Belladonnablätter, -wurzel	Belladonnae folium, Belladonnae radix	+	
Benediktenkraut	Cnici benedicti herba	+	
Besenginsterkraut	Sarothamni scoparii herba	+	
Bibernellwurzel	Pimpinellae radix	+	
Bilsenkrautblätter	Hyoscyami folium	+	
Birkenblätter	Betulae folium	+	Traditionell
Bitterfenchelöl	Foeniculi amari fructus aetheroleum	+	
Bitterkleeblätter	Menyanthidis trifoliatae folium	+	

Tabelle Drogenübersicht (Fortsetz.)

Deutsche Bezeichnung	Lateinische Bezeichnung	Komm. E-Einstufung	HMPC-Einstufung
Bitterorangenblüten	Aurantii amari flos	0	
Bitterorangenschale	Aurantii amari epicarpium et mesocarpium	+	
Blasentang siehe Tang			
Blutweiderichkraut	Lythri herba		
Bockshornsamen	Trigonella foenu-graeci semen	+	In Vorbereitung
Bohnenschalen	Phaseoli pericarpium, Phaseoli fructus sine semine	+	
Boldoblätter	Boldi folium	+	Traditionell
Brechwurzel siehe Ipecacuanhawurzell			
Brennnesselblätter, -kraut	Urticae folium, Urticae herba	+	In Vorbereitung, Kraut: traditionell
Brennnesselwurzel	Urticae radix	+	In Vorbereitung
Brombeerblätter	Rubi fruticosi folium	+	
Bruchkraut	Herniariae herba	0	
Brunnenkressenkraut	Nasturtii herba	+	
Buchweizen	Fagopyri herba		
Cascararinde	Rhamni purshiani cortex	+	Wiss. anerkannt
Cayennepfeffer	Capsici fructus	+	

Tabelle Drogenübersicht (Fortsetz.)

Deutsche Bezeichnung	Lateinische Bezeichnung	Komm. E-Einstufung	HMPC-Einstufung
Chinarinde	Cinchonae cortex	+	
Cimicifugawurzelstock	Cimicifugae rhizoma	+	In Vorbereitung
Citronellöl	Citronellae aetheroleum		
Condurangorinde	Condurango cortex	+	
Curcumawurzelstock	Curcumae longae rhizoma	+	Traditionell
Digitalis-purpurea-Blätter, rote Fingerhutblätter	Digitalis purpureae folium		
Digitalis-lanata-Blätter, wollige Fingerhutblätter	Digitalis lanatae folium		
Dill	Anethi fructus	+	
Dostenkraut	Origani herba	0	
Eberwurz	Carlinae radix		
Efeublätter	Hederae folium	+	In Vorbereitung
Ehrenpreiskraut	Veronicae herba	0	
Eibischblätter	Althaeae folium	+	
Eibischwurzel	Althaeae radix	+	Traditionell
Eichenrinde	Quercus cortex	+	In Vorbereitung
Eisenkraut	Verbenae herba	0	

Tabelle Drogenübersicht (Fortsetz.)

Deutsche Bezeichnung	Lateinische Bezeichnung	Komm. E-Einstufung	HMPC-Einstufung
Eleutherococcus-wurzel siehe Taiga-wurzel			
Enzianwurzel	Gentianae radix	+	Traditionell
Ephedrakraut	Ephedrae herba	+	
Erdbeerblätter	Fragariae folium	−	
Erdrauchkraut	Fumariae herba	+	
Eschenblätter	Fraxini folium	0	
Eucalyptusblätter	Eucalypti folium	+	
Eucalyptusöl	Eucalypti aethero-leum	+	
Färberdistelblüten (Saflorblüten)	Carthami flos		
Färberginsterkraut	Genistae herba		
Faulbaumrinde	Frangulae cortex	+	Wiss. anerkannt
Fenchel, bitterer	Foeniculi amari fructus	+	Traditionell
Fenchelöl siehe Bitter-fenchelöl			
Fichtennadelöl	Piceae aethero-leum	+	
Fieberkraut siehe Mutterkraut			
Fingerhutblätter, rote siehe Digitalis-pupurea-Blätter			

Tabelle Drogenübersicht (Fortsetz.)

Deutsche Bezeichnung	Lateinische Bezeichnung	Komm. E- Einstufung	HMPC- Einstufung
Fingerhutblätter, wollige siehe Digitalis-lanata-Blätter			
Flohsamen	Psylli semen	+	Wiss. anerkannt
Flohsamen, indische	Plantaginis ovatae semen	+	Wiss. anerkannt
Flohsamenschalen indische	Plantaginis ovatae seminis tegu-mentum	+	Wiss. anerkannt
Frauenmantelkraut	Alchemillae herba	+	
Galgant	Galangae rhizoma	+	
Gänsefingerkraut	Anserinae herba	+	
Gelbwurz, javanische	Curcumae xanthor-rhizae rhizoma	+	
Gelbwurz, kanadische	Hydrastidis rhizoma		
Ginkgoblätter Ginkgoblätter-Trockenextrakt	Ginkgo folium, Ginkgo extractum siccatum normatum	− +	
Ginsengwurzel	Ginseng radix	+	
Goldrutenkraut, echtes	Solidaginis virgau-reae herba	+	Traditionell
Goldrutenkraut	Solidaginis herba	+	
Gundelrebenkraut	Glechomae herba		
Haferstroh	Avenae stra-mentum	+	

Tabelle Drogenübersicht (Fortsetz.)

Deutsche Bezeichnung	Lateinische Bezeichnung	Komm. E-Einstufung	HMPC-Einstufung
Hagebuttenschalen, Hagebutte	Rosae pseudo-fructus, Rosae pseudofructus cum fructibus	0	
Hamamelisblätter, -rinde	Hamamelidis folium, Hamamelidis cortex	+	Traditionell
Harongarinde und Blätter	Harunganae madagascariensis cortex et folium	+	
Hauhechelwurzel	Ononidis radix	+	
Heidelbeeren, getrocknete	Myrtilli fructus siccus	+	
Heidelbeerblätter	Myrtilli folium	–	
Hennablätter	Hennae folium		
Herbstzeitlose	Colchici flos, Colchici semen, Colchici tuber	+	
Herzgespannkraut	Leonuri cardiacae herba	+	In Vorbereitung
Heublumen	Graminis flos	+	
Hibiscusblüten	Hibisci sabdariffae flos	0	
Himbeerblätter	Rubi idaei folium	0	
Hirtentäschelkraut	Bursae pastoris herba	+	
Hohlzahnkraut	Galeopsidis herba	+	

Tabelle Drogenübersicht (Fortsetz.)

Deutsche Bezeichnung	Lateinische Bezeichnung	Komm. E-Einstufung	HMPC-Einstufung
Holunderblüten	Sambuci flos	+	Traditionell
Hopfenzapfen	Lupuli flos	+	Traditionell
Huflattichblätter	Farfarae folium	+	
Ingwerwurzelstock	Zingiberis rhizoma	+	
Insektenblüte	Pyrethri flos, Chrysanthemi cinerariifolii flos		
Ipecacuanhawurzel, Brechwurzel	Ipecacuanhae radix		
Isländisches Moos, Isländische Flechte	Lichen islandicus	+	
Johannisbeerblätter, schwarze	Ribis nigri folium		Traditionell
Johanniskraut	Hyperici herba	+	Wiss. anerkannt/ traditionell
Kaffeekohle	Coffeae carbo	+	
Kalmuswurzelstock	Calami rhizoma		
Kamillenblüten	Matricariae flos	+	
Kamillenfluidextrakt	Matricariae extractum fluidum		
Kamillenöl	Matricariae aetheroleum		
Kamille, römische	Chamomillae romanae flos	–	
Kardamomenfrüchte	Cardamomi fructus	+	

Tabelle Drogenübersicht (Fortsetz.)

Deutsche Bezeichnung	Lateinische Bezeichnung	Komm. E-Einstufung	HMPC-Einstufung
Katzenpfötchen- blüten, gelbe siehe Ruhrkrautblüten			
Kavakavawurzelstock	Kava–Kava rhizoma, Piperis methystici rhizoma	+	
Kermesbeere, Kermes- beerenwurzel	Phytolaccae ameri- canae fructus, Phytolaccae ameri- canae radix		
Keuschlamm siehe Mönchspfefferfrüchte			
Khella siehe Ammi- visnaga–Früchte			
Kiefernnadelöl	Pini silvestris aetheroleum	+	
Klettenwurzel	Bardanae radix	0	
Knoblauch	Allii sativi bulbus	+	
Königskerzenblumen	Verbasci flos	+	Traditionell
Koriander	Coriandri fructus	+	
Krauseminzblätter	Menthae crispae folium		
Kreuzdornbeeren	Rhamni cathartici fructus	+	
Kümmel	Carvi fructus	+	
Kümmelöl	Carvi aetheroleum	+	

Tabelle Drogenübersicht (Fortsetz.)

Deutsche Bezeichnung	Lateinische Bezeichnung	Komm. E-Einstufung	HMPC-Einstufung
Kürbissamen	Cucurbitae semen	+	
Labkraut, echtes	Galii veri herba		
Latschenkiefernöl	Pini pumilionis aetheroleum		
Lavendelblüten	Lavandulae flos	+	
Lavendelöl	Lavandulae aetheroleum		
Lebensbaum	Thujae occidentalis herba		
Leinsamen	Lini semen	+	Wiss. anerkannt/ traditionell
Liebstöckelwurzel	Levistici radix	+	
Lindenblüten	Tiliae flos	+	
Löwenzahn	Taraxaci herba cum radice	+	In Vorbereitung
Lungenkraut	Pulmonariae herba	0	
Mädesüßkraut, -blüten	Filipendulae ulmariae herba, Spiraeae flos	+	
Maiglöckchenkraut	Convallariae herba	+	
Maisgriffel	Maidis stigma		
Malvenblätter, -blüten	Malvae folium, Malvae flos	+	
Manna	Manna	+	

Tabelle Drogenübersicht (Fortsetz.)

Deutsche Bezeichnung	Lateinische Bezeichnung	Komm. E-Einstufung	HMPC-Einstufung
Mariendistelfrüchte	Silybi mariani fructus	+	
Mateblätter, grüne	Mate folium viride	+	In Vorbereitung
Mäusedornwurzelstock	Rusci rhizoma	+	Traditionell
Meerzwiebel	Scillae bulbus	+	
Melissenblätter	Melissae folium	+	Traditionell
Minzöl	Menthae arvensis aetheroleum partim mentholum depletum	+	
Mistelkraut	Visci herba	+	
Mönchspfefferfrüchte	Agni casti fructus	+	In Vorbereitung
Muskatblüte	Macis	−	
Mutterkorn	Secale cornutum	−	
Mutterkraut	Tanaceti parthenii herba		In Vorbereitung
Myrrhe, Myrrhentinktur	Myrrha, Myrrhae tinctura	+	
Nelkenöl	Caryophylli floris aetheroleum	+	
Notoginsengwurzel	Notoginseng radix	+	
Odermennigkraut	Agrimoniae herba	+	
Olivenöl, natives	Olivae oleum virginale	−	

Tabelle Drogenübersicht (Fortsetz.)

Deutsche Bezeichnung	Lateinische Bezeichnung	Komm. E-Einstufung	HMPC-Einstufung
Orthosiphonblätter	Orthosiphonis folium	+	In Vorbereitung
Pappelblätter, -rinde	Populi folium, Populi cortex	0	
Pappelknospen	Populi gemma	+	
Passionsblumenkraut	Passiflorae herba	+	Traditionell
Perubalsam	Balsamum peruvianum	+	
Pestwurz	Petasitidis rhizoma	+	
Petersilienkraut, -wurzel	Petroselini herba, Petroselini radix	+	
Pfefferminzblätter	Menthae piperitae folium	+	Traditionell
Pfefferminzöl	Menthae piperitae aetheroleum	+	Wiss. anerkannt/ traditionell
Podophyllwurzelstock	Podophylli rhizoma	+	
Pollen	Pollinae	+	
Pomeranzenschale siehe Bitterorangenschale			
Preiselbeerblätter	Vitis-idaeae folium		
Primelwurzel, Schlüsselblumenblüten	Primulae radix, Primulae flos cum calyce	+	Traditionell
Queckenwurzelstock	Graminis rhizoma	+	

Tabelle Drogenübersicht (Fortsetz.)

Deutsche Bezeichnung	Lateinische Bezeichnung	Komm. E-Einstufung	HMPC-Einstufung
Quendelkraut	Serpylli herba	+	
Ratanhiawurzel	Ratanhiae radix	+	
Rauwolfiawurzel	Rauwolfiae radix	+	
Rhabarberwurzel	Rhei radix	+	Wiss. anerkannt
Ringelblumenblüten	Calendulae flos	+	Traditionell
Rizinusöl, natives	Ricini oleum virginale		
Rosmarinblätter	Rosmarini folium	+	In Vorbereitung
Rosmarinöl	Rosmarini aetheroleum		In Vorbereitung
Rosskastaniensamen	Hippocastani semen	+	Wiss. anerkannt/ traditionell
Ruhrkrautblüten	Helichrysi flos	+	
Safran	Croci stigma	−	
Sägepalmenfrüchte	Sabalis serrulati fructus	+	
Salbeiblätter	Salviae folium	+	Traditionell
Salbei, dreilappiger	Salviae trilobae folium		
Salmiakpastillen	Ammonii chlorati pastillae		
Sandelholz, weißes	Santali albi lignum	+	
Sanikelkraut	Saniculae herba	+	

Tabelle Drogenübersicht (Fortsetz.)

Deutsche Bezeichnung	Lateinische Bezeichnung	Komm. E-Einstufung	HMPC-Einstufung
Schachtelhalmkraut	Equiseti herba	+	Traditionell
Schafgarbenkraut	Millefolii herba	+	
Schlangenwiesenknöterichwurzelstock	Bistortae rhizoma		
Schlangenwurzel siehe Rauwolfiawurzel			
Schlehdornblüten	Pruni spinosae flos	0	
Schlehdornfrüchte	Pruni spinosae fructus	+	
Schlüsselblumenblüten, Primelwurzel	Primulae radix, Primulae flos cum calyce, Primulae radix	+	
Schöllkraut	Chelidonii herba	+	
Schwarznesselkraut	Ballotae nigrae herba		
Seifenwurzel, Rote	Saponariae radix	+	
Senegawurzel	Polygalae radix	+	
Sennesblätter	Sennae folium	+	Wiss. anerkannt
Sennesfrüchte	Sennae fructus	+	Wiss. anerkannt
Silbertaubnessel siehe Cimicifugawurzelstock			
Sojalecithin, entjöltes	Sojae lecithinum desoleatum	+	
Sonnenhut-Kraut, Purpur-	Echinaceae purpureae herba	+	

Tabelle Drogenübersicht (Fortsetz.)

Deutsche Bezeichnung	Lateinische Bezeichnung	Komm. E-Einstufung	HMPC-Einstufung
Sonnenhut-Wurzel, Purpur-	Echinaceae purpureae radix	–	In Vorbereitung
Sonnenhut-Wurzel, Blasser-	Echinaceae pallidae radix	+	Traditionell
Sonnenhut-Wurzel, Schmalblättriger	Echinaceae angustifoliae radix		
Sonnentau	Droserae herba	+	
Spierstaudenblüten, -kraut siehe Mädesüßblüten, -kraut			
Spitzwegerichblätter, -kraut	Plantaginis lanceolatae folium, Plantaginis herba	+	
Steinkleekraut	Meliloti herba	+	Traditionell
Sternanis	Anisi stellati fructus	+	
Stiefmütterchen mit Blüten, wildes	Violae herba cum flore	+	In Vorbereitung
Stramoniumblätter	Stramonii folium	–	
Süßholzwurzel	Liquiritiae radix	+	
Taigawurzel	Eleurococci radix	+	Traditionell
Tang	Fucus vel Ascophyllum	–	
Taubnesselblüten, weiße	Lamii albi flos	+	
Tausendgüldenkraut	Centaurii herba	+	Traditionell

Tabelle Drogenübersicht (Fortsetz.)

Deutsche Bezeichnung	Lateinische Bezeichnung	Komm. E-Einstufung	HMPC-Einstufung
Teebaumöl	Melaleucae aetheroleum		
Terpentinöl, gereinigtes	Terebinthinae aetheroleum rectificatum	+	
Teufelskrallenwurzel	Harpagophyti radix	+	Traditionell
Thymian	Thymi herba	+	Traditionell
Tollkirschenblätter, -wurzel siehe Belladonnablätter, -wurzel			
Tormentillwurzelstock	Tormentillae rhizoma	+	In Vorbereitung
Tragant	Tragacanthum		
Ulmenrinde	Ulmi fulvae cortex		
Uzarawurzel	Uzarae radix	+	
Vogelknöterichkraut	Polygoni avicularis herba	+	
Wacholderbeeren	Iuniperi pseudofructus	+	In Vorbereitung
Walnussblätter	Juglandis folium	+	
Wassernabelkraut, asiatisches	Centellae asiaticae herba		
Wegwartenkraut und -wurzel	Cichoriae herba, Cichoriae radix	+	
Weidenrinde	Salicis cortex	+	Wiss. anerkannt/ traditionell

Tabelle Drogenübersicht (Fortsetz.)

Deutsche Bezeichnung	Lateinische Bezeichnung	Komm. E-Einstufung	HMPC-Einstufung
Weidenröschen, kleinblütiges	Epilobii herba		
Weihrauch, indischer	Olibanum indicum		
Weinlaub, rotes	Vitis viniferae folium (rubrum)		In Vorbereitung
Weißdornblätter mit Blüten	Crataegi folium cum flore	+	
Wermutkraut	Absinthii herba	+	Traditionell
Wiesenknopf-Wurzel, Großer-	Sanguisorbae radix		
Wolfstrappkraut	Lycopi herba	+	
Wollblumen	Verbasci flos	+	
Zimtrinde	Cinnamomi cortex	+	
Zitronenverbenenblätter	Verbenae citriodoratae folium		
Zitwerwurzelstock	Zedoariae rhizoma	0	
Zwiebel	Alii cepae bulbus	+	

4

Indikationen

Indikationen

Gebräuchliche therapeutische Verwendung der beschriebenen Drogen

Adstringenzien, Antiseptika, Gurgelmittel

- Andornkraut
- Arnikablüten
- Beinwellwurzel
- Bibernellwurzel, -tinktur
- Blutweiderichkraut
- Eberwurz
- Eichenrinde
- Eisenkraut
- Gänsefingerkraut
- Hamamelisblätter, -rinde
- Heidelbeeren
- Himbeerblätter
- Isländisches Moos
- Kalmuswurzelstock
- Kamillenblüten, -öl
- Kamillenfluidextrakt
- Römische Kamille
- Krauseminzblätter
- Myrrhe, Myrrhentinktur
- Odermennigkraut
- Ratanhiawurzel
- Rhabarberwurzel
- Salbeiblätter
- Dreilappiger Salbei
- Schafgarbenkraut
- Schlangenwiesenknöterich-wurzelkraut
- Schlehdornfrüchte
- Spitzwegerichblätter, -kraut
- Taubnesselblüten
- Thymiankraut
- Tormentillwurzelstock
- Vogelknöterich

Antidiarrhoika

- Blutweiderichkraut
- Brombeerblätter
- Eichenrinde
- Frauenmantelkraut
- Gänsefingerkraut
- Heidelbeeren
- Kaffeekohle
- Odermennigkraut
- Schlangenwiesenknöterich-wurzelkraut
- Tormentillwurzelstock
- Uzararinde

Antihidrotika

- Ehrenpreiskraut
- Eichenrinde
- Salbeiblätter
- Walnussblätter

Antiphlogistika, Antirheumatika

- Beinwellblätter, -kraut, -wurzel
- Birkenblätter
- Bockshornsamen
- Cayennepfeffer
- Ehrenpreiskraut
- Eisenkraut
- Eucalyptusöl
- Fichtennadelöl
- Heidelbeeren
- Kamillenblüten, -öl
- Kamillenfluidextrakt
- Kermesbeerenwurzel
- Kiefernnadelöl
- Latschenkiefernöl
- Minzöl
- Mutterkraut
- Rosmarinblätter, -öl
- Gereinigtes Terpentinöl
- Teufelskrallenkraut
- Wacholder
- Weidenrinde
- Indischer Weihrauch

Antitussiva

- Eibischblätter, -wurzel
- Ephedrakraut
- Huflattichblätter
- Isländisches Moos
- Malvenblätter, -blüten
- Rote Seifenwurzel

Appetenzia, appetitanregend, verdauungsfördernd

- Andornkraut
- Angelikawurzel
- Anis
- Artischockenblätter
- Basilikun
- Beifußkraut
- Benediktenkraut
- Bitterkleeblätter
- Bockshornsamen
- Chinarinde
- Curcumawurzelstock
- Eberwurz
- Enzianwurzel
- Färberginsterkraut
- Galgantwurzelstock
- Harongablätter, -rinde
- Hibiscusblüten
- Hopfenzapfen
- Ingwerwurzelstock
- Isländisches Moos
- Kalmuswurzelstock
- Kardamomen
- Kondurangorinde
- Korianderfrüchte
- Krauseminzblätter
- Kümmel, -öl
- Liebstöckelwurzel
- Pomeranzenschale
- Rosmarinblätter, -öl
- Salbeiblätter
- Schafgarbenkraut
- Sternanis
- Tausendgüldenkraut
- Teufelskrallenkraut

- Wegwarte
- Wermutkraut
- Zimtrinde

- Zitronenverbenenblätter
- Zwiebel

Carminativa

- Angelikawurzel
- Anis, -öl
- Basilikum
- Curcumawurzelstock
- Fenchel, -öl
- Javanische Gelbwurz
- Kalmuswurzelstock
- Kamillenblüten, -öl

- Kamillenfluidextrakt
- Römische Kamille
- Korianderfrüchte
- Kümmel, -öl
- Pfefferminzblätter, -öl
- Quendelkraut
- Schafgarbenkraut
- Wacholderfrüche

Choleretika, Cholagoga

- Andornkraut
- Angelikawurzel
- Anis, -öl
- Boldoblätter
- Curcumawurzelstock
- Eberwurz
- Erdrauchkraut
- Javanische Gelbwurz
- Kardamomen
- Gelbe Katzenpfötchen
- Koriander
- Lavendelblüten, -öl
- Löwenzahnkraut, -wurzel

- Mariendistelfrüchte
- Minzöl
- Pestwurz
- Pfefferminzblätter
- Rosmarinblätter, -öl
- Salbeiblätter
- Schafgarbenkraut
- Schöllkraut
- Teufelskrallenwurzel
- Wegwarte
- Wermutkraut
- Zimtrinde

Diuretika

- Bärlappkraut
- Basilikum
- Birkenblätter
- Brennnesselblätter, -kraut
- Bruchkraut
- Ehrenpreiskraut

- Färberginsterkraut
- Echtes Goldrutenkraut
- Goldrutenkraut
- Hagebuttenschalen
- Hauhechelwurzel
- Schwarze Johannisbeerblätter

- Echtes Labkraut
- Lebensbaum
- Liebstöckelkraut
- Löwenzahnkraut, -wurzel
- Lungenkraut
- Maisgriffel

- Orthosiphonblätter
- Petersilienwurzel
- Preiselbeerblätter
- Queckenwurzelstock
- Schachtelhalmkraut
- Wacholderfrüchte

Durchblutungsförderung

- Ammi-visnaga-Früchte
- Besenginsterkraut
- Campfer
- Ginkgo

- Ginsengwurzel
- Mistelkraut
- Weißdornblätter mit Blüten

Ekzeme, Warzen

- Blutweiderichkraut
- Perubalsam
- Podophyllwurzelstock

- Stiefmütterchenkraut
- Zwiebel

Emetika

- Ipecacuanhawurzel

- Kermesbeerenwurzel

Erkältungserkrankungen

- Brunnenkressenkraut
- Eberwurz
- Eucalyptusblätter, -öl
- Hagebuttenschalen
- Lebensbaum
- Lindenblüten

- Mädesüß
- Holunderblüten
- Sanikelkraut
- Schlehdornblüten
- Weidenrinde

Fettstoffwechselstörungen

- Artischockenblätter
- Knoblauchzwiebel

- Olivenöl
- Sojalecithin

Erschöpfung, Ermüdung, geistige und körperliche

- Chinesische Ginsengwurzel
- Ginsengwurzel
- Mateblätter

Haar- und Hautpflege

- Aloe
- Hennablätter
- Klettenwurzel
- Olivenöl
- Teebaumöl

Hämostiptikum

- Hirtentäschelkraut

Herzbeschwerden, nervöse

- Herzgespannkraut
- Rauwolfiawurzel

Herzinsuffizienz, leichte

- Adoniskraut
- Meerzwiebel
- Weißdornblätter mit Blüten

Immunmodulatoren

- Echinaceakraut
- Eleutherococcuswurzel
- Kermesbeeren, -wurzel
- Lebensbaum

Insektenabwehr

- Insektenblüte (Pyrethrum)

Kinetosen, Übelkeit

- Ingwerwurzelstock

Laxanzien

- Aloe
- Cascararinde
- Faulbaumrinde
- Flohsamen
- Indische Flohsamen
- Hibiscusblüten
- Kreuzdornbeeren
- Leinsamen
- Manna
- Rhabarberwurzel

- Rizinusöl
- Sennesblätter, Sennesfrüchte
- Tragant

Menstruationsbeschwerden

- Beifußkraut
- Blutweiderichkraut
- Keuschlammfrüchte
- Kamillenblüten
- Römische Kamille
- Gänsefingerkraut
- Petersilienwurzel
- Pestwurz
- Silbertaubnessel

Migräne

- Mutterkraut
- Weidenrinde

Miktionsbeschwerden

- Bohnenhülsen
- Brennnesselblätter, -kraut, -wurzel
- Kürbissamen
- Sägepalmenfrüchte
- Weidenröschen

Prellungen, Verstauchungen

- Arnikablüten
- Beinwellwurzel
- Steinklee
- Rosskastaniensamen
- Reizblase
- Kürbissamen
- Sägepalmenfrüchte

Reizzustände im Mund- und Rachenraum

- Blutweiderichkraut
- Brombeerblätter
- Ehrenpreiskraut
- Eibischblätter, -wurzel
- Heidelbeeren
- Huflattichblätter
- Kaffeekohle
- Myrrhe, Myrrhentinktur
- Nelken, -öl
- Odermennigkraut
- Pfefferminzöl
- Ratanhiawurzel
- Rhabarberwurzel
- Salbeiblätter
- Dreilappiger Salbei
- Schlangenwiesenknöterich- wurzelkraut
- Schlehdornfrüchte
- Taubnesselblüten
- Teebaumöl
- Thymiankraut
- Tormentillwurzelstock

- Ulmenrinde
- Vogelknöterich

Sedativa, Unruhezustände

- Baldrianwurzel, -tinktur
- Bitterorangenblüten
- Citronellöl
- Haferstroh
- Grüner Hafer
- Hopfenzapfen
- Johanniskraut
- Kavakavawurzelstock
- Lavendelblüten, -öl
- Melissenblätter
- Passionsblumenkraut
- Pestwurz
- Pfefferminzblätter
- Rauwolfiawurzel
- Zitronenverbenenblätter

Sekretolytika

- Ammi-visnaga-Früchte
- Andornkraut
- Anis, -öl
- Bibernellwurzel
- Campfer
- Efeublätter
- Eibischblätter, -wurzel
- Eisenkraut
- Eucalyptusblätter, -öl
- Fenchel, -öl
- Fichtennadelöl
- Huflattichblätter
- Ipecacuanhawurzel
- Isländisches Moos
- Kiefernnadelöl
- Latschenkiefernöl
- Lindenblüten
- Lungenkraut
- Mädesüß
- Nelken
- Pestwurz
- Primelwurzel
- Queckenwurzelstock
- Quendelkraut
- Senegawurzel
- Sonnentau
- Spitzwegerichblätter, -kraut
- Sternanis
- Taubnesselblüten
- Teebaumöl
- Gereinigtes Terpentinöl
- Thymiankraut
- Vogelknöterich
- Wollblumen

Spasmolytika, Antiphlogistika

- Ammi-visnaga-Früchte
- Angelikawurzel
- Anis, -öl
- Beinwellblätter, -kraut, -wurzel
- Eibischblätter, -wurzel
- Erdrauchkraut
- Galgantwurzelstock
- Kamillenblüten, -öl

- Kamillenfluidextrakt
- Römische Kamille
- Kümmel, -öl
- Malvenblätter, -blüten
- Melissenblätter
- Minzöl
- Odermennigkraut
- Pestwurz
- Petersilienwurzel

- Pfefferminzblätter, -öl
- Schafgarbenkraut
- Schlehdornblüten
- Schöllkraut
- Süßholzwurzel
- Teebaumöl
- Ulmenrinde
- Zitwerwurzel

Thyreotika, Schilddrüsenerkrankungen

- Herzgespannkraut
- Wolfstrappkraut

Venenerkrankungen

- Arnikablüten
- Buchweizen
- Kermesbeerenwurzel
- Mäusedornwurzelstock

- Rosskastaniensamen/Aescin
- Steinklee
- Rote Weinrebenblätter
- Zwiebel

Wundbehandlung, äußerlich

- Andornkraut
- Arnikablüten
- Beinwellwurzel
- Bockshornsamen
- Campfer
- Eibischwurzel
- Eichenrinde
- Hamamelisblätter, -rinde
- Johanniskraut
- Kamillenblüten, -öl
- Kamillenfluidextrakt
- Klettenwurzel
- Echtes Labkraut
- Odermennigkraut

- Olivenöl
- Perubalsam
- Ringelblumenblüten
- Schachtelhalmkraut
- Schafgarbenkraut
- Schlangenwiesenknöterich-wurzelkraut
- Sonnentaukraut
- Spitzwegerichblätter, -kraut
- Teebaumöl
- Ulmenrinde
- Walnussblätter
- Wassernabelkraut
- Zwiebel

Literatur

Offizinelle Literatur

Bracher F, Heisig P, Langguth P, Mutschler E, Rücker G, Scriba G, Stahl-Biskup E, Troschütz R (Hrsg). Arzneibuch-Kommentar. Grundwerk einschließl. 34. Akt. Lfg., Wissenschaftliche Verlagsgesellschaft, Stuttgart, Govi Verlag, Frankfurt 2010

Braun R (Hrsg). Standardzulassungen für Fertigarzneimittel. Grundwerk einschl. 17. Akt. Lfg., Deutscher Apotheker Verlag, Stuttgart, Govi Verlag, Frankfurt, 2007

Bundesverband der Pharmazeutischen Industrie (Hrsg). Rote Liste. Editio Cantor, Aulendorf 2010

Bundesvereinigung Deutscher Apothekerverbände (ABDA, Hrsg). Deutscher Arzneimittel-Codex (DAC) inkl. Neues Rezeptur-Formularium (NRF). Deutscher Apotheker Verlag, Stuttgart, Govi Verlag, Frankfurt 2010

Ergänzungsbuch zum Deutschen Arzneibuch. 6. Ausgabe, Deutscher Apotheker Verlag, Stuttgart 1953

ESCOP-Monographien. Official Monographs der European Scientific Cooperation on Phytotherapy. Argyle House, Gandy Street, UK-Devon, EX4 3LF 1999

Europäisches Arzneibuch. 6. Ausgabe 2008 inkl. Nachtrag 6.6, Deutscher Apotheker Verlag, Stuttgart, Govi Verlag GmbH, Frankfurt 2010

Kommission-E-Monographien. Aufbereitungsmonographien der phytotherapeutischen Therapierichtung und Stoffgruppe, DAV-Software PharmaMed (CD-ROM), Deutscher Apotheker Verlag, Stuttgart

Österreichisches Arzneibuch. Verlag der Österreichischen Staatsdruckerei, Wien 2010

Pharmacopoea Helvetica. 10. Ausgabe, Verlag Eidgenössische Drucksachen und Materialzentrale, Bern 2008

Nachschlagewerke

Barnes J, Anderson LA, Phillipson JD. Herbal Medicines – A Guide for Health-Care Professionals. 3rd Edition, Pharmaceutical Press, London 2007

Bauer R, Wagner H. Echinacea. Wissenschaftliche Verlagsgesellschaft, Stuttgart 1990

Becker H, Schmoll gen. Eisenwerth H. Mistel – Arzneipflanze, Brauchtum, Kunstmotiv im Jugendstil. Wissenschaftliche Verlagsgesellschaft, Stuttgart 1986

Benedum J, Loew D, Schilcher H. Arzneipflanzen in der Traditionellen Medizin. 4. Aufl., Kooperation Phytopharmaka, Bonn 2004

Blaschek W, Ebel S, Hackenthal E, Holzgrabe U, Keller K, Reichling J, Schulz V (Hrsg.). Hagers Enzyklopädie der Arzneistoffe und Drogen. Komplettausgabe in 17. Bänden. 6. Aufl., Wissenschaftliche Verlagsgesellschaft, Stuttgart 2007

Brendler T, Grünwald J, Jänicke C (Hrsg). Heilpflanzen-CD, Herbal Remedies. Medpharm Scientific Publishers, Stuttgart 1999

Czygan FC, Kemper F (Hrsg). Rubrik „Portrait einer Arzneipflanze". Zeitschrift für Phytotherapie, Hippokrates Verlag, Stuttgart 1990ff

Dingermann T, Hiller K, Schneider G, Zündorf I. Schneider Arzneidrogen. 5. Aufl., Spektrum Akademischer Verlag, Heidelberg 2004

Erhardt W, Götz E, Bödeker N. Zander – Handwörterbuch der Pflanzennamen.18. Aufl., Ulmer, Stuttgart 2008

Fintelmann V, Menßen HG, Siegers CP. Phytotherapie Manual. Hippokrates Verlag, Stuttgart 1989

Fintelmann V, Weiss RF. Lehrbuch der Phytotherapie. 12. Aufl., Hippokrates Verlag, Stuttgart 2009

Frohne D, Pfänder HJ. Giftpflanzen. 5. Aufl., Wissenschaftliche Verlagsgesellschaft, Stuttgart 2005

Frohne D. Heilpflanzenlexikon. 8. Aufl., Wissenschaftliche Verlagsgesellschaft, Stuttgart 2006

Fugmann, B, Lang-Fugmann S, Steglich M (Hrsg). Römpp Lexikon der Chemie Bd. Naturstoffe. Georg Thieme Verlag, Stuttgart 1997

Grieve FRHSM. A Modern Herbal. Barnes and Noble Inc., New York 1931, rev. ed. 1971, publ. 1996

Haffner F, Schultz OE, Schmid W, Braun R. Normdosen gebräuchlicher Arzneistoffe und Drogen. 15. Aufl., Wissenschaftliche Verlagsgesellschaft, Stuttgart 2010

Hagers Handbuch der Pharmazeutischen Praxis. Springer Verlag, Berlin, Heidelberg, New York, 4. Auflage, Bd 1–8, (1977), List PH, Hörhammer L (Hrsg.). 5. Auflage, Bd 1–8, (1995), Ebel S, Hackenthal E, Hänsel R, Holzgrabe U, Keller K, Rimpler H, Schneemann H, Schneider G, von Bruchhausen F, Wolf HU, Wurm G (Hrsg.)

Hänsel R, Sticher, O. Pharmakognosie – Phytopharmazie. 9. Aufl., Springer Verlag, Berlin 2010

Hänsel R. Phytopharmaka. 2. Aufl., Springer Verlag, Berlin 1991

Hiller K, Melzig MF. Lexikon der Arzneipflanzen und Drogen. 2. Aufl., Spektrum Akademischer Verlag, Heidelberg, Berlin 2010

Hoppe HA. Drogenkunde. 8. Aufl., Bde. 1–3, W. de Gruyter Verlag, Berlin 1975–1987

Isaac O. Die Ringelblume, Wissenschaftliche Verlagsgesellschaft, Stuttgart 1992

Jänicke C, Grünwald J, Brendler T. Handbuch Phytotherapie. Wissenschaftliche Verlagsgesellschaft, Stuttgart 2003

Kaul R. Der Weißdorn. Wissenschaftliche Verlagsgesellschaft, Stuttgart 1998

Kaul R. Johanniskraut. Wissenschaftliche Verlagsgesellschaft, Stuttgart 2000

Loew D, Rietbrock N (Hrsg). Phytopharmaka in Forschung und klinischer Anwendung. Bde. 1–5, Steinkopff Verlag, Darmstadt 1995–1999

Madaus G. Lehrbuch der Biologischen Heilmittel. Mediamed Verlag, Ravensburg 1938, Nachdruck der Ausgabe Leipzig, 1987

Meyer-Buchtela E. Tee-Rezepturen. Grundwerk mit 4. Akt. Lfg., Wissenschaftliche Verlagsgesellschaft, Stuttgart 2010

Miller LG, Murray WJ. Herbal Medicinals – A Clinician's Guide. The Haworth Press, Inc., New York 1998

Müller A, Schiebel-Schlosser G (Hrsg). Buchweizen. Wissenschaftliche Verlagsgesellschaft, Stuttgart 1998

Oelze F, Brinkmann H, Wiesenauer M. Naturheilverfahren bei Herz-Kreislauferkrankungen. Hippokrates Verlag, Stuttgart 1994

Rätsch C. Enzyklopädie der phychoaktiven Pflanzen – Botanik, Ethnopharmakologie und Anwendung. 8. Aufll., AT Verlag, Aarau 2007

Rimpler H. Biogene Arzneistoffe. 2. Aufl., Wissenschaftliche Verlagsgeselschaft, Stuttgart 1999

Robbers JE, Tyler VE. Tyler's Herbs of Choice – The Therapeutic Use of Phytomedicinals. The Haworth Press Inc., Binghampton, NY 1999

Saller R, Reichling J, Hellenbrecht D. Phytotherapie. Karl F. Haug Verlag, Heidelberg 1995

Schilcher H, Dorsch W. Phytotherapie in der Kinderheilkunde. 4. Aufl., Wissenschaftliche Verlagsgesellschaft, Stuttgart 2006

Schilcher H. Die Kamille. Wissenschaftliche Verlagsgesellschaft, Stuttgart 1987

Schilcher H. Kleines Heilkräuter Lexikon. Walter Hädecke Verlag, Weil der Stadt 1996

Schmid M, Schmoll gen. Eisenwerth H. Ginkgo. Wissenschaftliche Verlagsgesellschaft, Stuttgart 1994

Schulz V, Hänsel R. Rationale Phytotherapie. 5. Aufl., Springer Verlag, Berlin 2003

Teuscher E, Lindequist U. Biogene Gifte. 3. Aufl., Wissenschaftliche Verlagsgesellschaft, Stuttgart 2010

Teuscher E, Melzig MF, Lindequist U. Biogene Arzneimittel. 6. Aufl., Wissenschaftliche Verlagsgesellschaft, Stuttgart 2004

Tyler VE. Herbs of Choice – The Therapeutic Use of Phytomedicinals. The Haworth Press, Inc., New York 1994

Tyler VE. The Honest Herbal – A Sensible Guide to the Use of Herbs and Related Remedies. 3. ed., The Haworth Press, New York 1993

Wagner H, Vollmar A, Bechthold A. Pharmazeutische Biologie 2. 7. Aufl., Wissenschaftliche Verlagsgesellschaft, Stuttgart 2007

Wagner H, Wiesenauer M. Phytotherapie. 2. Aufl., Wissenschaftliche Verlagsgesellschaft, Stuttgart 2003

Wichtl M (Hrsg). Teedrogen und Phytopharmaka, 5. Aufl., Wissenschaftliche Verlagsgesellschaft, Stuttgart 2009

Die Autoren

Beatrice Gehrmann

Geboren in Hamburg 1958. Studium der Pharmazie, Universität Hamburg, Approbation 1982. Promotion im Fachbereich Pharmazeutische Biologie, Universität Hamburg. Fachapothekerin für Pharmazeutische Analytik. Prüferin-Lebensmittelsensorik, Forschungs- und/oder Lehrtätigkeiten an den Universitäten Hamburg, Florenz, Leipzig, Humboldt Universität zu Berlin und Freie Universität Berlin sowie an der Tschechischen Akademie der Wissenschaften zu Prag. Chef-Vertretung in Hamburger und Schleswig-Holsteiner Apotheken.

Claus O. Tschirch

Geboren in Hamburg 1959. Studium der Pharmazie, Universität Hamburg, Approbation 1983. Promotion im Fachbereich Pharmazeutische Biologie, Universität Hamburg. Krankenhaus- und Offizin-Apotheker, Erstellung von Standardzulassungen für das BGA sowie von Einzelzulassungen im Bereich der Krankenhauspharmazie, Fachapotheker für Pharmazeutische Analytik. Selbstständiger Offizin-Apotheker.

Wolf-Gerald Koch

Geboren in Hamburg 1954. Studium der Chemie und Pharmazie, Universität Hamburg, Approbation 1982. Promotion im Fachbereich Pharmazeutische Biologie, Universität Hamburg. Selbstständiger Offizin-Apotheker, Apotheker für Offizin-Pharmazie. Industrielle Tätigkeiten im Bereich Forschung, Entwicklung und klinische Studien. Europaweite Tätigkeiten als Qualified Person gemäß § 14 AMG für verschiedene Firmen verbunden mit GMP-Beratungen, -Schulungen, Lieferanten-Auditierungen usw.

Helmut Brinkmann
Geboren in Hamburg 1945. Studium der Zahnmedizin, Universität Hamburg, Approbation 1973, Promotion 1975. Studium der Humanmedizin, Universitäten Erlangen und Hamburg, Approbation 1977, Promotion 1980. Assistenzarzt, Oberarzt im Krankenhaus Rissen, Hafenkrankenhaus. Leitender Arzt der Abteilung Naturheilverfahren, Physikalische und Rehabilitative Medizin 1988 bis 2008. Ärztlicher Leiter der Physikalischen Therapie Abteilung und der Physiotherapieschule im Klinikum Nord. Facharzt Innere Medizin. Facharzt Physikalische und Rehabilitative Medizin. Seit 2010 Tätigkeit in ärztlicher Praxis, Hamburg.